Tiphaine Cailly

Fotos: Guillaume Ferron

SO GEHT YOGA *richtig*

70 Übungen und ihre typischen Haltungsfehler

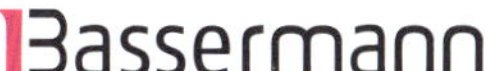
Bassermann

Inhalt

EINIGE WEITERFÜHRENDE HALTUNGEN 82

TIPPS FÜR YOGA-SESSIONS 109

Einleitung

Liebe Leserin, lieber Leser,

Sie fangen gerade mit Yoga an? Oder Sie wollen vielleicht Ihre Haltungen verbessern und sicherstellen, dass Sie eine gute Ausrichtung haben?

In diesem Buch schlage ich Ihnen einige Yogasitzungen vor, mit denen Sie in Ihrem eigenen Tempo und nach Ihren eigenen Bedürfnissen vorankommen.

Die Idee dahinter ist es, Ihnen die einzelnen Yogahaltungen zugänglich zu machen und Ihnen dabei zu helfen, sie ohne Verletzungsgefahr auszuüben. Sie finden deshalb Haltungsbeispiele zum Nachmachen und solche, die Ihnen zeigen, wie Sie es nicht machen sollten. Jede Yogastellung wird Ihnen erklärt.

Damit sind Sie für den zweiten Teil des Buches mit Yoga-Sessions nach Ihren Bedürfnissen bestens vorbereitet.

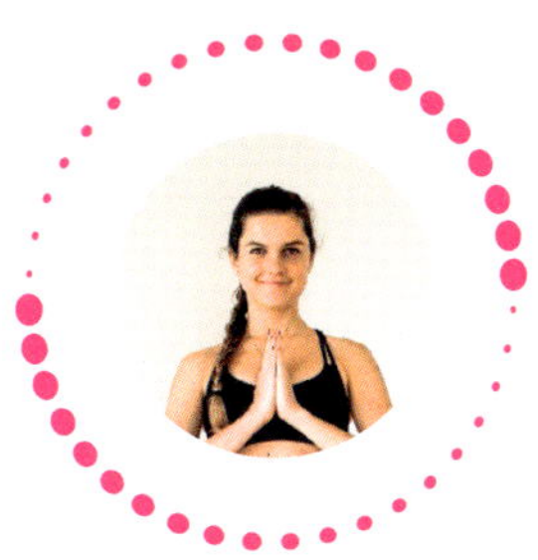

Ich heiße Tiphaine und bin seit einigen Jahren Yogalehrerin. Vor allem aber bin ich Schülerin. Ich habe hauptsächlich alleine geübt, bis ich das Glück hatte, von einer meiner Yogalehrerinnen gefördert zu werden, die mich mehr als ein Jahr lang unter ihre Fittiche nahm. Sie nahm sich die Zeit, mir die wesentlichen Aspekte des Yoga beizubringen.

Danach erlangte ich die notwendigen Diplome, um in der ganzen Welt unterrichten zu dürfen. Yoga ist eine Leidenschaft, und wenn man begeistert ist, scheut man keine Mühe, seine Fachkenntnisse zu vertiefen. Nach und nach hatte ich Gelegenheit, mich mit einigen zusätzlichen Diplomen spezialisieren zu können.

Heute teile ich meine Leidenschaft für Yoga in Videokursen auf meiner Internetseite Yogi Lab.

Egal, ob Sie die Asanas im Studio oder zuhause üben – es ist ziemlich wahrscheinlich, dass Sie noch nicht alle Haltungen, die es gibt, ausprobiert haben. Das dauert Jahre.

In diesem Buch habe ich die Haltungen zusammengefasst, die mir wesentlich erscheinen, also Schlüsselstellungen, die man häufig findet und mit denen man eigene Yogasitzungen gestalten kann. Oh ja, eigene Yoga-Sessions zu gestalten wird mit der Zeit möglich! Jedenfalls bekommen Sie von mir viele Schlüsselstellungen, um damit zu beginnen.

Damit Sie lernen, die verschiedenen Haltungen für ein optimales Training zu kombinieren, finden Sie im letzten Teil Vorschläge für verschiedene Yoga-Sessions.

YOGA-HALTUNGEN BEGREIFEN

Wenn man mit Yoga beginnt, muss man sich seiner Körperhaltung bewusst werden. Sie werden es Schritt für Schritt lernen. Man meint oft, es müsse alles von Anfang an perfekt sein. Aber Yoga heißt auch, Unvollkommenes zu akzeptieren. Wir geben jedes Mal unser Bestes. Der Körper ist intelligent und wird Sie überraschen!
Die Fortschritte kommen mit der Übung, mit der Praxis. Die Angabe »So nicht« bedeutet nicht, dass Sie diese Version unter allen Umständen vermeiden müssen. Vielleicht können Sie zu Beginn gar nicht anders, als diese unvollkommene Haltung einzunehmen. Wichtig ist, dass das erwünschte Ergebnis anders sein soll. Darin steckt die ganze Arbeit.

Herabschauender Hund

Adho mukha svanasana

DAUER: *im Allgemeinen fünf Atemzüge, manchmal länger*

Die Stellung Herabschauender Hund ist eine Inversions- oder Umkehrhaltung, weil sich das Herz über dem Kopf befindet. Für Yoganeulinge ist das eine wahre Herausforderung, die Handgelenke schmerzen manchmal ein wenig, die Schultern werden heiß. Wenn Sie schon fortgeschrittener sind, sorgt sie für Entspannung. Wohlgemerkt: erst Übung und Gewohnheit machen diese Stellung angenehm.

GRUNDSTELLUNG

Stellen Sie die Hände schulterbreit oder ein wenig weiter auseinander, die Füße hüftbreit.

Kleines Extra

Für eine perfekte Ausrichtung zeigt der Trizeps nach unten, Richtung Boden.

VARIANTE

Ihre Fersen berühren den Boden nicht? Macht nichts. Wichtig ist, dass der Rücken gerade bleibt.
Damit dies gelingt, können Sie die Beine leicht beugen, um die Rückseite der Oberschenkel wirksam zu lockern.

AUSRICHTUNG

Die Arme sind gespannt, der Trizeps zeigt zum Boden. Man übt Druck auf die Handfläche, aber auch auf die Fingerspitzen aus, damit man sich nicht zu sehr auf die Handballen stützt.
Das ist das beste Mittel, um die Handgelenke zu entlasten. Die Schultern sind »entspannt« und weg von den Ohren gezogen. Dafür streckt man den Hals und zieht die Arme von den Ohren weg. Die Brust »bewegt« sich zu den Oberschenkeln. Man muss sich einen sehr geraden Rücken vorstellen. Das Steißbein bewegt sich nach hinten und nach oben. Der Hals bildet die Verlängerung der Wirbelsäule. Der Blick ist zwischen die Füße gerichtet.

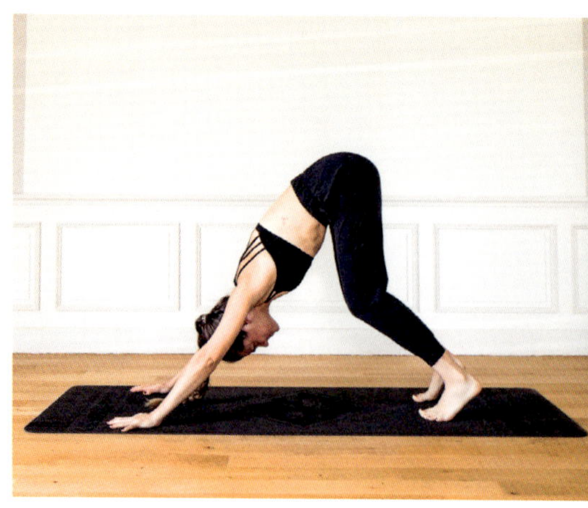

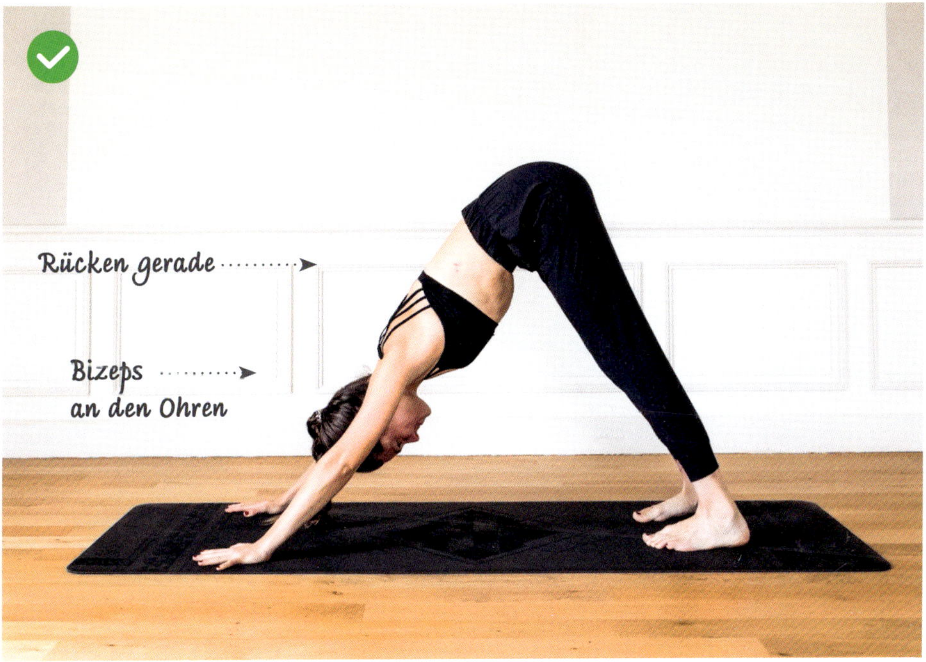

Rücken gerade

Bizeps an den Ohren

KURZ UND KNAPP

Gerader Rücken, Schultern weg von den Ohren, Beine gestreckt oder leicht gebeugt.

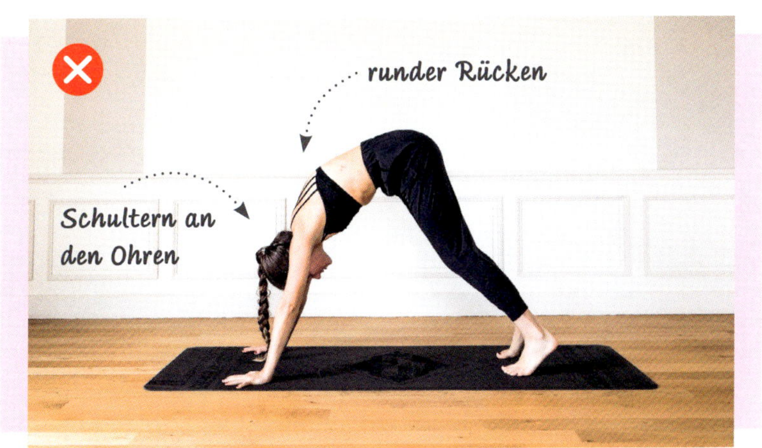

Heraufschauender Hund

Urdhva mukha svanasana

DAUER: *einmal Atem holen, wenn es sich um einen Übergang handelt, ansonsten mehrere Atemzüge*

Der Heraufschauende Hund ist eine hervorragende Haltung um die Schultern zu öffnen und den Rücken zu lockern.

AUSRICHTUNG

Beginnen Sie in Bauchlage, mit den Händen seitlich der Schultern, die Ellbogen liegen eng am Körper an. Die Arme sind gestreckt und die Beine heben sich vom Boden ab. Die Knie berühren den Boden nicht. Die Schultern sind weg von den Ohren. Bauch, Beine und Po sind beteiligt. Die Schultern werden nach hinten gezogen. Stellen Sie sich vor, dass die Schulterblätter sich am unteren Rücken in der Mitte treffen.

GRUNDSTELLUNG

Die Hände schulterbreit und die Füße je nach Belieben hüftbreit auseinander oder aneinander stellen.
Stützen Sie sich auf dem Fußrücken und auf der ganzen Hand ab, von den Handballen bis zu den Fingerspitzen.

Kleines Extra

Sie können Ihre Aufmerksamkeit auf den Brustbereich richten, den Sie nach vorn schieben. Das gibt der Haltung den Ausdruck von Weite und Größe.

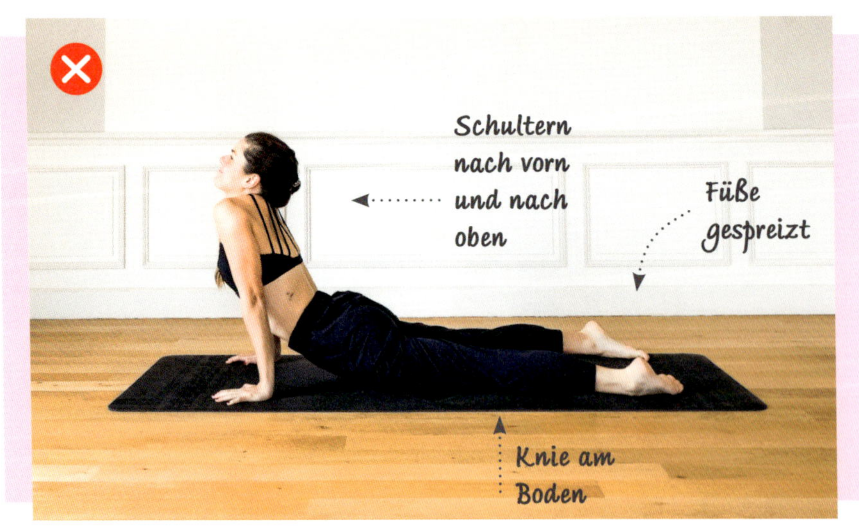

Schultern
nach hinten
Schultern
nach unten
Beine
angespannt
Füße hüftbreit
auseinander

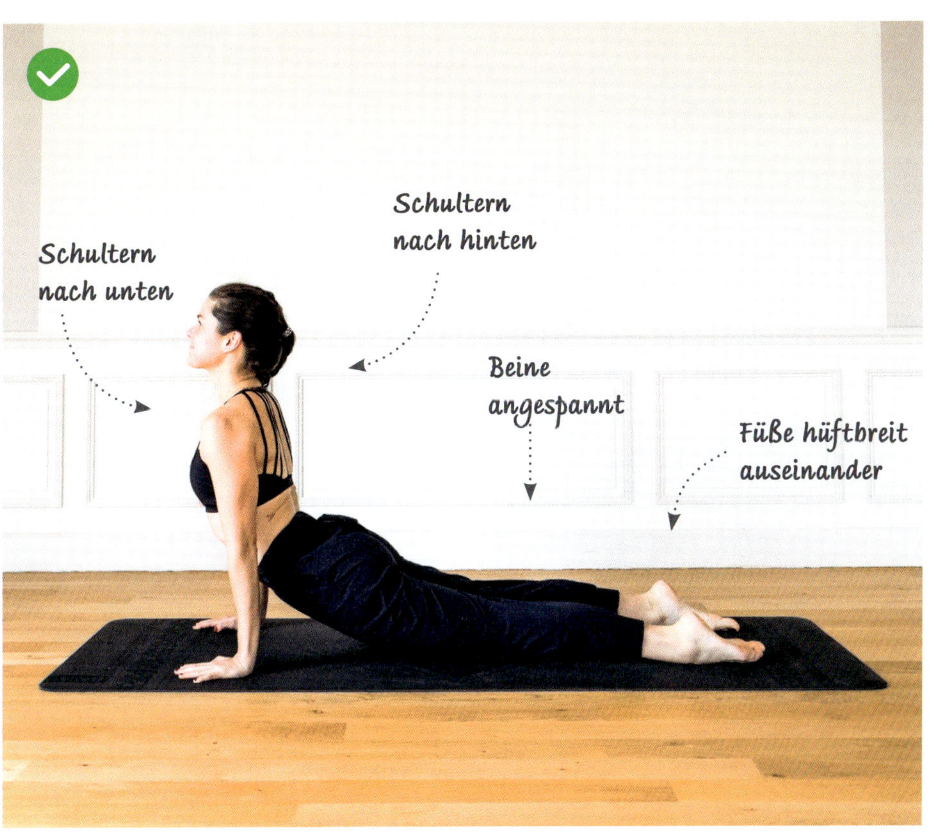

ALTERNATIVE

Wenn Sie Schmerzen im Bereich der Lendenwirbel haben, arbeiten entweder die Bauchmuskeln nicht genug, um die Stellung zu halten oder die Stellung ist noch nicht machbar. Ziehen Sie in diesem Fall die Kobrastellung vor.

KURZ UND KNAPP

Die Schultern sind geöffnet, weg von den Ohren, und der ganze Körper arbeitet mit.

Stuhl

Utkatasana

DAUER: *Wenn die Pose als Übergang ausgeführt wird, wird einmal eingeatmet. Geht es Ihnen um die Pose als solche, wird sie mehrere Atemzüge lang gehalten.*

Dies ist eine Pose, die Beine, Rücken und Bauchmuskeln kräftigt.

GRUNDSTELLUNG

Die Füße sind hüftbreit auseinander gestellt. Es ist auch möglich, die Füße so aneinander zu stellen, dass die großen Zehen sich berühren und die Fersen leicht auseinander gestellt sind.

AUSRICHTUNG

Gehen Sie von der Berghaltung aus (siehe S. 28). Die Knie stehen auseinander und bilden eine Linie mit den Beinen. Die Beine sind so angewinkelt, dass die Oberschenkel, wenn möglich, parallel zum Boden sind. Der Rücken ist gerade und langgestreckt. Der Oberkörper streckt sich in die Länge und die Arme bilden die Verlängerung des Oberkörpers, der Bizeps ist auf Höhe der Ohren. Die Schultern sind locker. Der Blick richtet sich nach vorn.

KURZ UND KNAPP

Für diese effektive Stellung zur Kräftigung des ganzen Körpers müssen die Bauchmuskeln arbeiten, der Rücken muss gerade sein, die Beine bilden eine Linie. Die Knie drehen nicht nach innen, die Schultern sind weg von den Ohren.

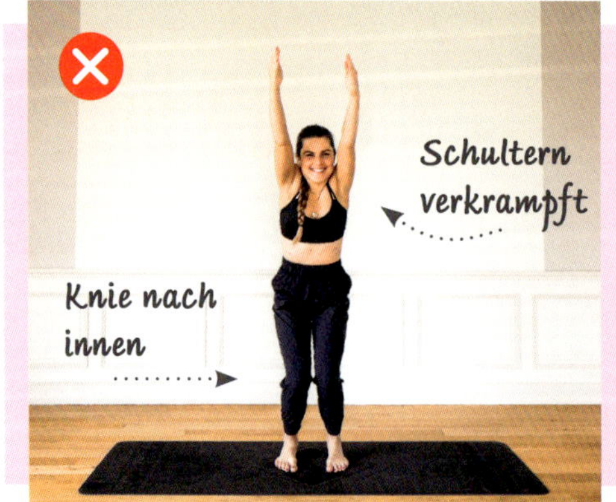

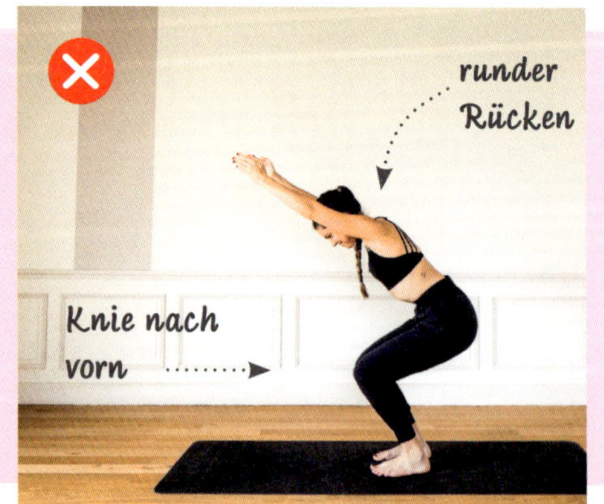

Schultern locker
Knie hüftbreit auseinander

Rücken gerade
Brust nach vorn

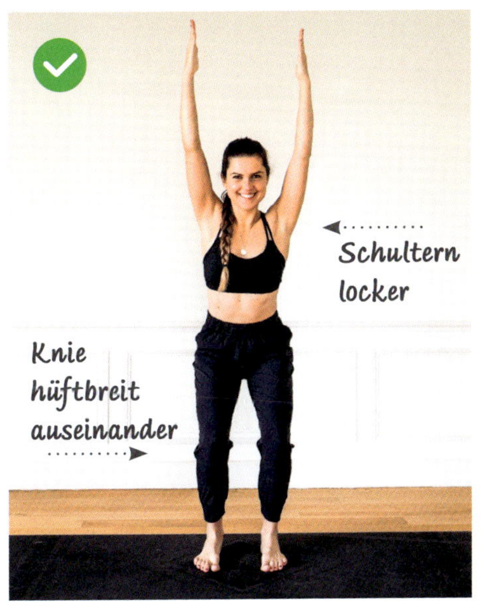

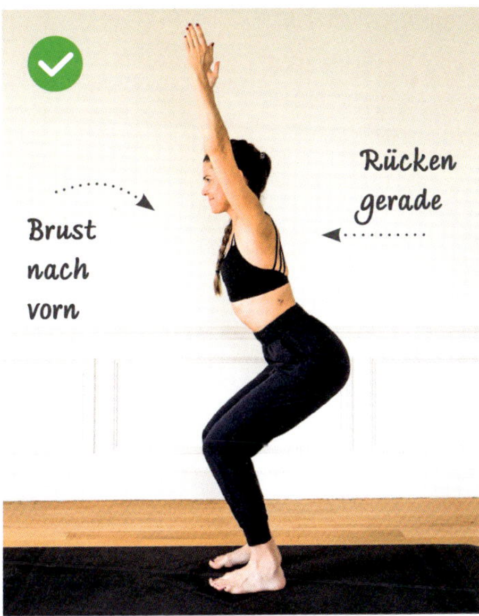

Ø VARIANTEN

Leichter wird es, wenn man die Beine weniger anwinkelt. Es ist besser, die Beine weniger zu beugen, wenn dafür der Rücken und die Arme gut ausgerichtet sind. Versuchen Sie eine Drehung, um die Empfindungen zu verstärken: Falten Sie Ihre Hände vor der Brust. Legen Sie den linken Ellbogen auf die Außenseite des rechten Oberschenkels oder den rechten Ellbogen auf die Außenseite des linken Oberschenkels, ohne die Ausrichtung auf Kniehöhe zu ändern. Wenn Sie Ihr Gleichgewicht trainieren wollen, stellen Sie sich auf die Zehen.

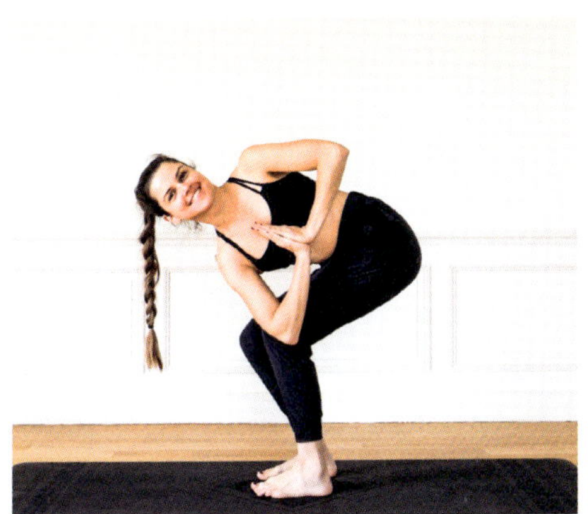

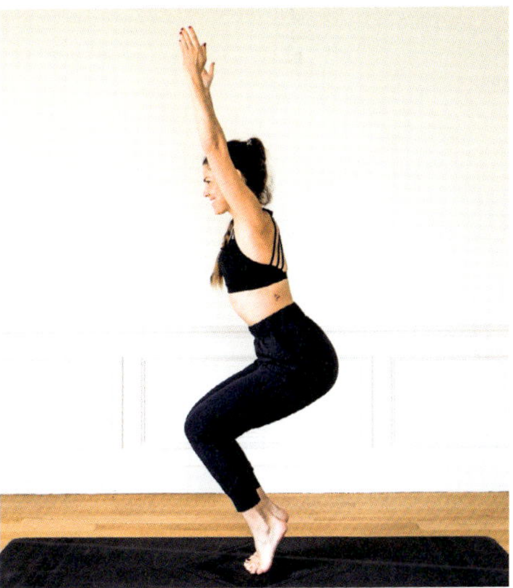

Stehende Vorbeuge

Utthanasana

DAUER: *im Allgemeinen fünf Atemzüge, manchmal länger*

Die Stehende Vorbeuge dehnt die Rückseite des Körpers und vor allem die Rückseite der Oberschenkel.

AUSRICHTUNG

Wichtig ist nicht, wie tief Sie kommen, sondern dass der Rücken gerade bleibt. Die Beine können leicht gebeugt werden. Beginnen Sie im Stehen. Beugen Sie sich nach vorn und stellen Sie sich dabei vor, dass das Steißbein nach hinten wandert und der Kopf nach vorn. Beugen Sie sich maximal, damit Sie spüren, wie sich die Gesäßmuskeln und die rückseitige Oberschenkelmuskulatur dehnen. Das Gefühl kann sich bis zu den Knien, den Waden und zum Rücken fortsetzen. Alles hängt von Ihrer Gelenkigkeit ab. Legen Sie die Hände auf die Knie, ohne sich völlig abzustützen. Wenn Ihre Gelenkigkeit es zulässt, können Sie die Hände auch auf das Schienbein legen oder mit den Fingerspitzen oder der Hand den Boden berühren.

GRUNDSTELLUNG

Die Füße aneinander stellen, die Fersen leicht gespreizt. Um diese Haltung abzuwandeln, können die Füße auch hüftweit auseinander gestellt werden.

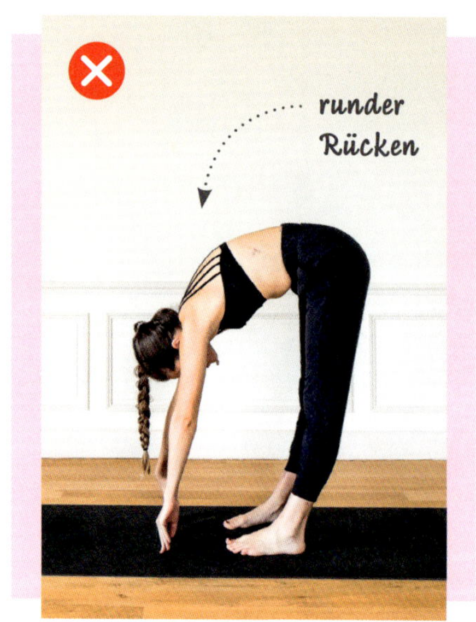

KURZ UND KNAPP

Das ist eine Dehnungsübung, das Ziel ist nicht, den Boden zu berühren, sondern die Muskeln zu strecken. Dafür ist die Ausrichtung wichtig. Man macht den Rücken lang und gerade, um zu spüren, wie sich die rückseitigen Muskeln strecken.

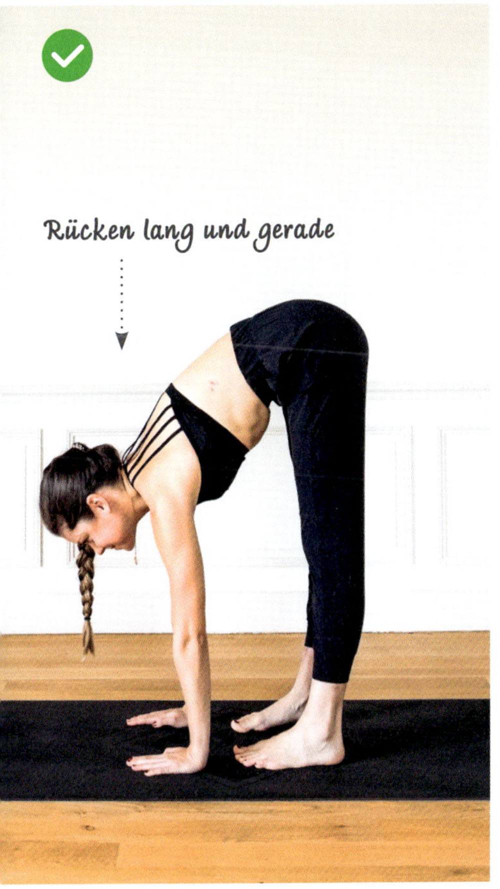

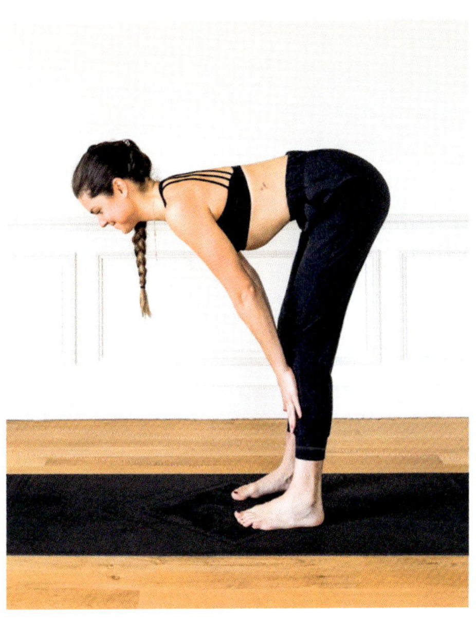

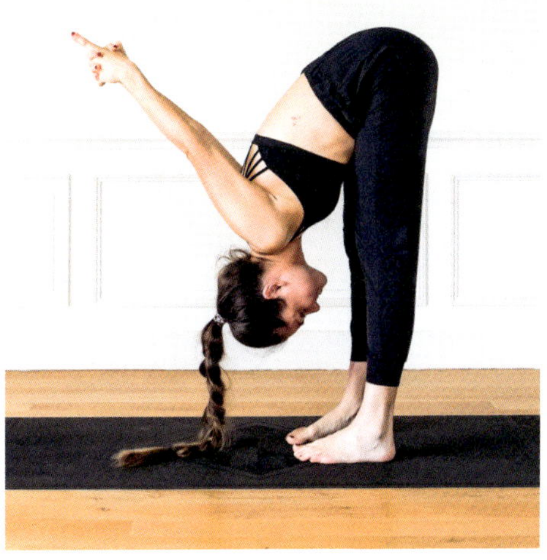

Ø VARIANTE

Da hier die Dehnung der Wirbelsäule und der gerade Rücken wichtig sind, können die Beine auch leicht gebeugt und die Hände auf Knie oder Schienbein gelegt werden. Um die Schultern zu dehnen, können Sie die Hände auch hinter dem Rücken verschränken und dann die Arme zur Decke oder nach vorn hin zur Matte strecken.

Kleines Extra

Wenn Sie dabei die Oberschenkel- und Bauchmuskeln anspannen, erreichen Sie in jedem Fall eine wirkungsvolle Dehnung.

Sitzende Vorbeuge

Pascimottanasana

DAUER: *im Allgemeinen fünf bis zehn Atemzüge*

Als Haltung für Regeneration und Lockerung hat die Sitzende Vorbeuge einen Platz in allen Flows, da sie Körperpartien dehnt, die es sehr nötig haben: den Rücken und die Rückseite der Beine.

GRUNDSTELLUNG

Sie sitzen auf dem Boden, die Beine ausgestreckt, die Hände flach neben der Hüfte. Der Rücken ist lang, der Oberkörper aufgerichtet (Brust raus, Rücken gerade), die Arme sind ausgestreckt. Die Füße sind angewinkelt und Richtung Fußrücken gestreckt.

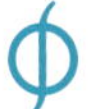

AUSRICHTUNG

Stellen Sie sich vor, dass Sie Ihr Steißbein nach hinten schieben. Es ist, als wollten Sie die Haltung Katze und Kuh (siehe S. 96) in sitzender Stellung machen. Wenn es Ihnen gelingt, sich gerade zu halten, können Sie beginnen, sich nach vorn zu beugen, um die Stirn Richtung Schienbein zu führen.

Wenn es Ihnen gelingt, sich vorzubeugen und dabei den Rücken so gerade wie möglich zu halten, können Sie nach und nach die Hände Richtung Füße bewegen, vielleicht bis Sie sie berühren. Fassen Sie dann den großen Zeh mit Zeige- und Mittelfinger. Erst wenn Sie so gelenkig sind, dass Sie die Nase auf das Schienbein legen können, kann sich der Rücken auf natürliche Weise rundmachen, immer mit der Vorstellung, das Steißbein nach hinten zu schieben.

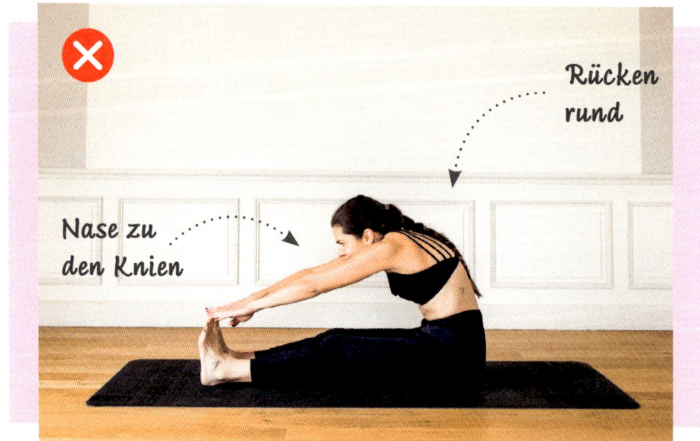

Kleines Extra

Machen Sie sich beim Einatmen groß, entspannen Sie die Muskeln und nähern Sie beim Ausatmen das Gesicht den Beinen.

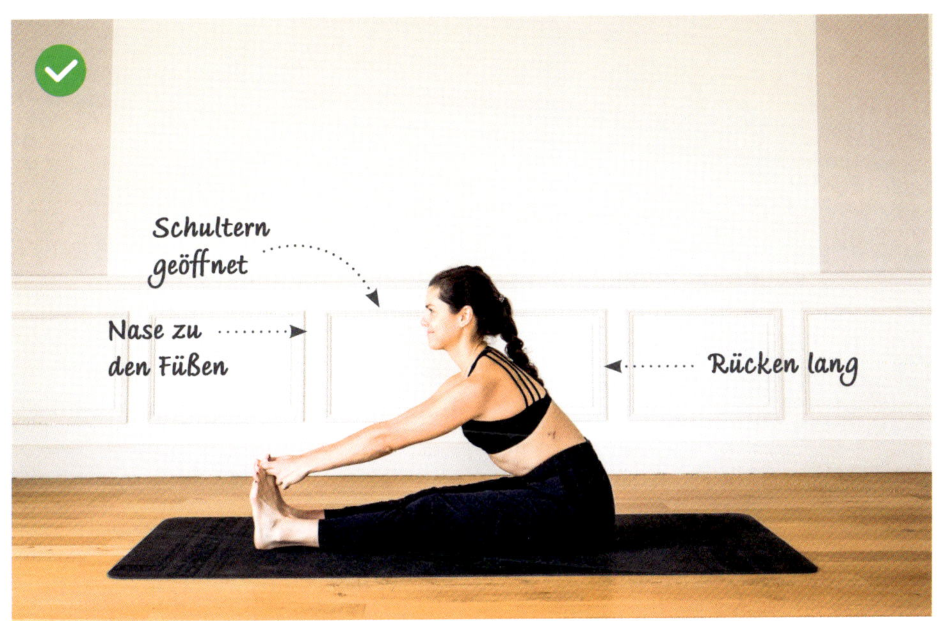

KURZ UND KNAPP

Diese Dehnungshaltung erfordert Disziplin, denn die Versuchung, den Rücken rund zu machen, ist groß. Ziel der Anstrengung ist die Rückseite der Oberschenkel. Der Rücken ist also ganz gerade.

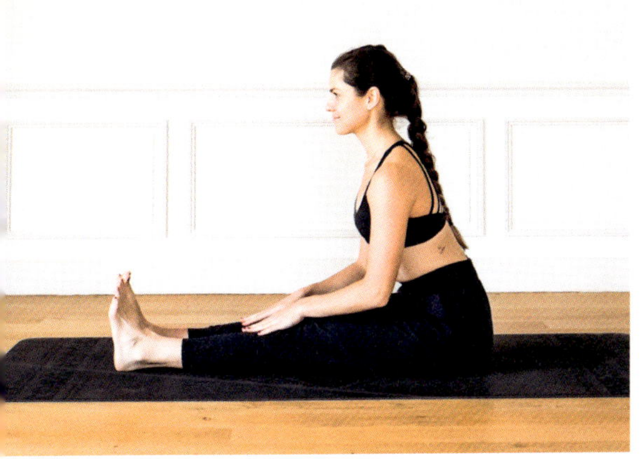

Ø VARIANTE

Das Gurtband ist für diese Haltung ein ausgezeichnetes Hilfsmittel. Sie können auch einen Gürtel, eine alte Strumpfhose oder ein Handtuch verwenden. Legen Sie den Gurt um die Füße und halten Sie die Enden mit beiden Händen. Dies hilft Ihnen, den Rücken zu strecken.

Krieger 1

Virabhadrasana 1

DAUER: *Wird die Haltung als Übergang genutzt, einmal einatmen. Sonst wird sie im Allgemeinen fünf Atemzüge lang, manchmal auch länger gehalten.*

Dies ist eine Kräftigungs- und Dehnungshaltung, die auch das Gleichgewicht und die Verankerung trainiert.

AUSRICHTUNG

Das Knie ist mit 90 Grad angewinkelt, das Knie senkrecht über der Ferse. Becken und Schultern zeigen nach vorn. Die Schultern sind unten, die Arme gestreckt. Die Bizepse bilden eine Linie mit den Ohren. Die Bauchmuskeln sind angespannt, damit der Körper in einem stabilen Gleichgewicht bleibt. Die Handflächen liegen aufeinander. Es ist möglich, sie leicht nach hinten zu wenden. Der Rücken ist nicht krumm und nicht schlaff. Mit den Bauchmuskeln kann man dem Rücken helfen sich zu strecken. Man macht sich groß.

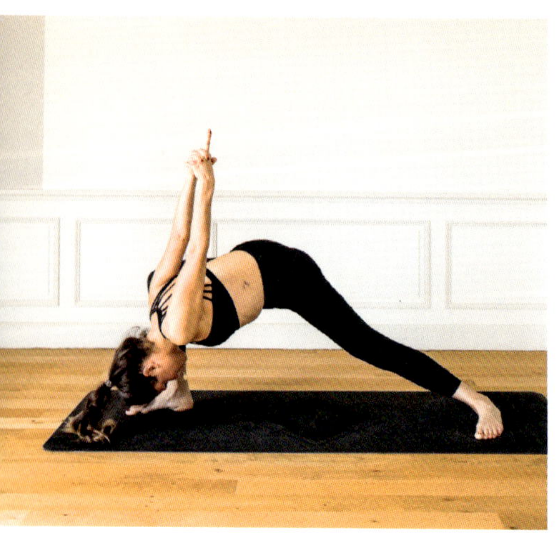

GRUNDSTELLUNG

Die ideale Ausgangsposition ist die Berghaltung (siehe S. 28). Machen Sie mit einem Bein einen großen Ausfallschritt nach hinten. Der vordere Fuß zeigt nach vorn, der hintere Fuß nach links oder rechts, je nachdem, welchen Fuß Sie gewählt haben. Die Außenkante des hinteren Fußes ist fest in den Boden gedrückt. Es ist möglich, den großen Zeh des hinteren Fußes ganz leicht nach vorn zu richten. Das erleichtert die Anspannung des Oberschenkels und entlastet das hintere Knie. Das vordere Bein ist mit 90 Grad angewinkelt, das hintere Bein ist gestreckt und stark angespannt.

VARIANTEN

Stellen Sie die Füße weniger weit auseinander, wenn Sie fühlen, dass die Pose schwierig oder die Ausrichtung nicht optimal ist.
Sie können auch die Pose Demütiger Krieger versuchen. Verschränken Sie dafür die Finger im Rücken, ziehen Sie die Schulterblätter zusammen. Beugen Sie sich nach vorn und bringen Sie die Brust so weit wie möglich zum Boden, indem Sie die Finger zum Himmel ziehen. Wenn Ihre Gelenkigkeit es erlaubt, befinden sich Ihre Schultern dann auf der Innenseite des vorderen Beins.

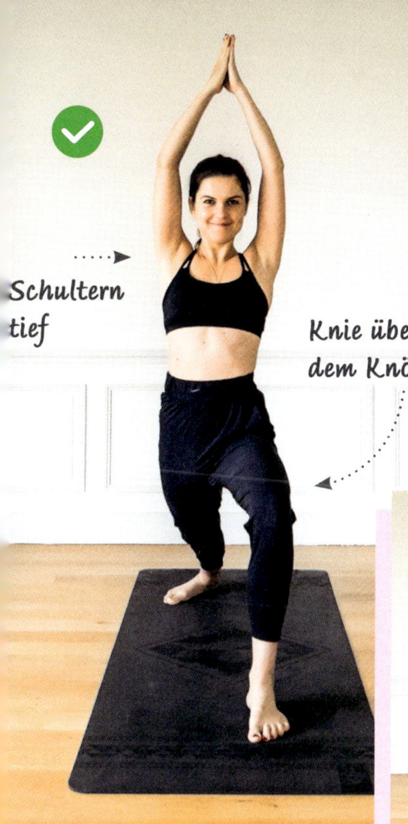

KURZ UND KNAPP

Für diese Pose müssen die Beine sehr stabil sein, der ganze Körper wird beansprucht. Denken Sie an das Knie, es wird nach dem Fußknöchel ausgerichtet. Das hintere Bein ist angespannt, Schultern und Becken zeigen nach vorn. Die Schultern sind locker.

Schultern oben

Knie nach innen

Kleines Extra

Schließen Sie die Augen, um das Gleichgewicht herauszufordern.

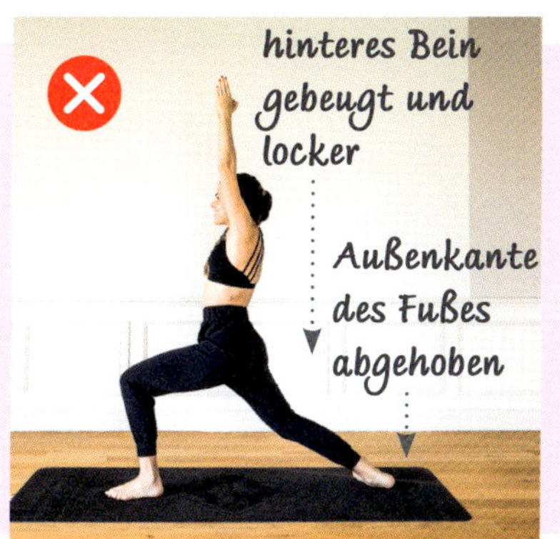

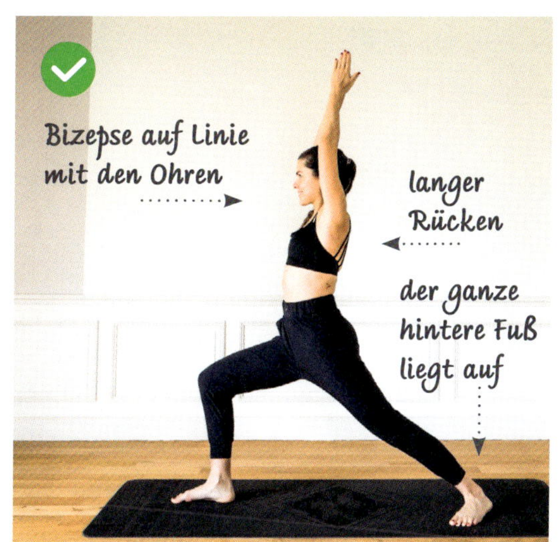

Krieger 2

Virabhadrasana 2

DAUER: *im Allgemeinen fünf Atemzüge, manchmal auch länger*

Genauso wie die Pose Krieger 1 erlaubt es Krieger 2, den Körper zu dehnen, aber auch zu stärken.

GRUNDSTELLUNG

Die Füße stehen in derselben Position wie für Krieger 1, mit der gleichen Ausrichtung. Der einzige Unterschied liegt darin, dass das Becken nicht nach vorn, sondern zur Seite zeigt.

AUSRICHTUNG

Die Ausrichtung des Unterkörpers ist wie bei Krieger 1. Jedoch zeigen Becken und Schultern zur Seite (rechts oder links, je nachdem, welches Bein hinten ist). Die Schultern sind unten, die Arme parallel zum Boden, einer vorn, einer hinten. Der Blick geht Richtung vordere Hand, entweder in die Weite oder zum Mittelfinger der vorderen Hand. Der Nacken ist lang.

VARIANTEN

Stellen Sie für eine bequemere Haltung die Füße enger zusammen. So können Sie auch herausfinden, ob die Füße fest im Boden verankert sind.
Für eine zusätzliche Dehnung können Sie auch in die Haltung Friedvoller Krieger übergehen. Dafür dreht sich die vordere Hand so, dass die Handfläche nach oben zeigt. Der vordere Arm streckt sich zur Decke, der hintere Arm geht zum Boden, die Hand liegt auf dem hinteren Bein. Der Blick geht nach oben oder unten, so wie es für den Nacken bequem ist.

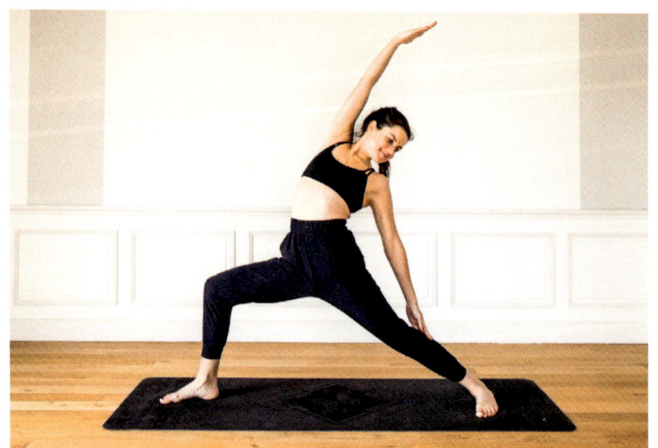

Kleines Extra

Finden Sie ein gutes Gleichgewicht zwischen Anspannung der Bauchmuskulatur (man zieht den Nabel nach innen) und leichter Entspannung, damit Sie tief atmen können.

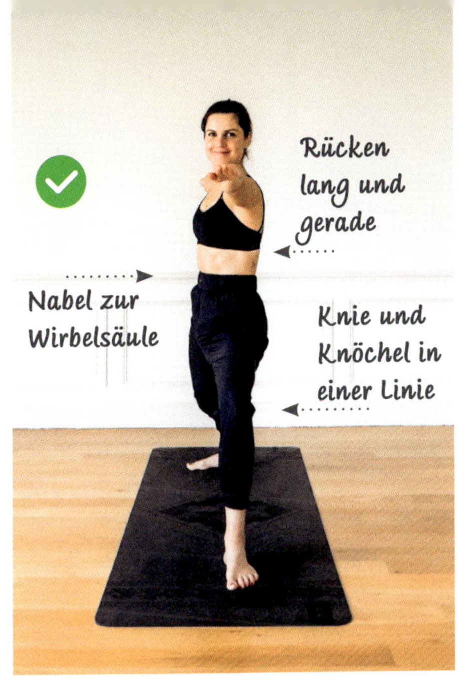

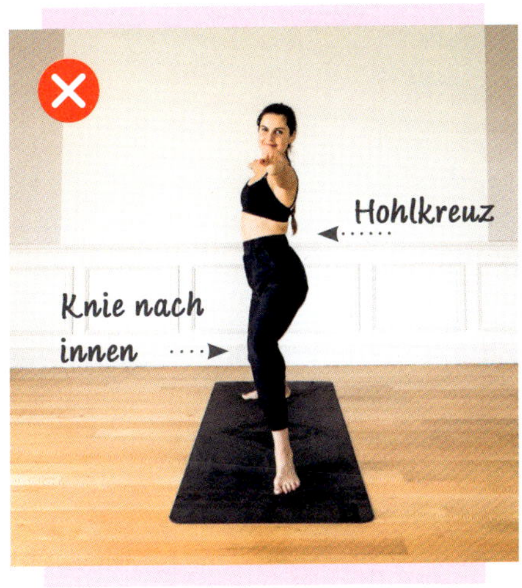

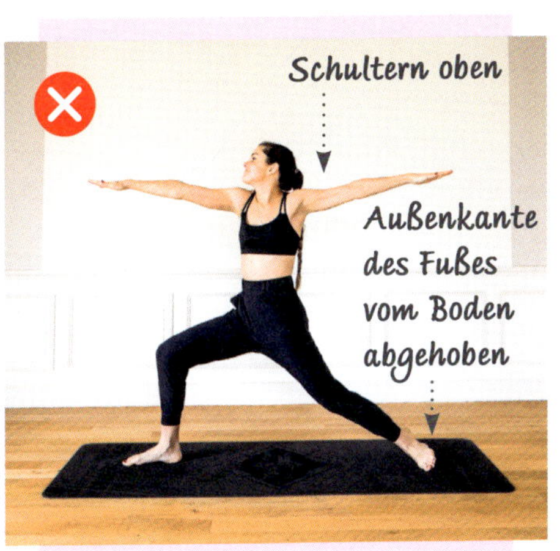

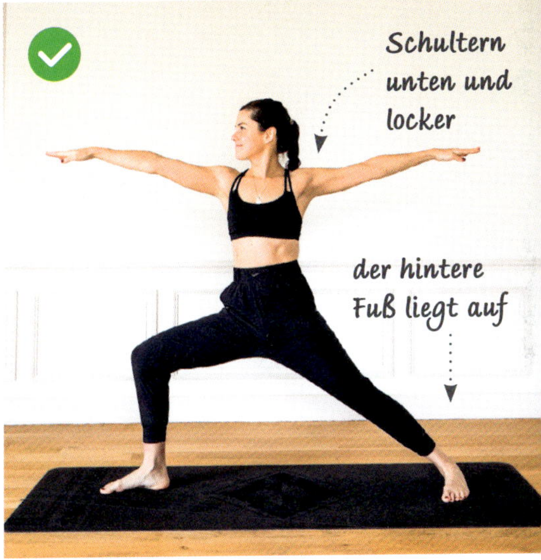

KURZ UND KNAPP

Denken Sie an das Knie, es wird nach dem Fußknöchel ausgerichtet. Das hintere Bein ist gestreckt, Schultern und Becken sind zur Seite gedreht. Die Schultern sind locker, die Arme parallel zum Boden. Der Blick richtet sich nach vorn.

Krieger 3

Virabhadrasana 3

DAUER: *im Allgemeinen drei bis fünf Atemzüge, manchmal auch mehr*

Diese Gleichgewichtspose ist eine ausgezeichnete Übung für die Stärkung der Beinmuskeln und die Stabilisierung des Körpers auf einem Bein. Auch Rücken und Bauchmuskulatur werden gestärkt.

AUSRICHTUNG

Das Standbein kann leicht gebeugt sein. Stellen Sie sich eine gerade Linie vor, die vom hinteren Bein bis über den Kopf geht. Hüfte und Becken sind parallel zum Boden. Die Arme können auch nach vorn gestreckt werden, immer parallel zum Boden. Die Brust zeigt Richtung Boden. Die Rückenmuskeln halten die Wirbelsäule gerade.

Die Schultern sind entspannt und geöffnet. Der Blick richtet sich zum Boden, der Nacken ist lang gestreckt und bildet die Verlängerung der Wirbelsäule.

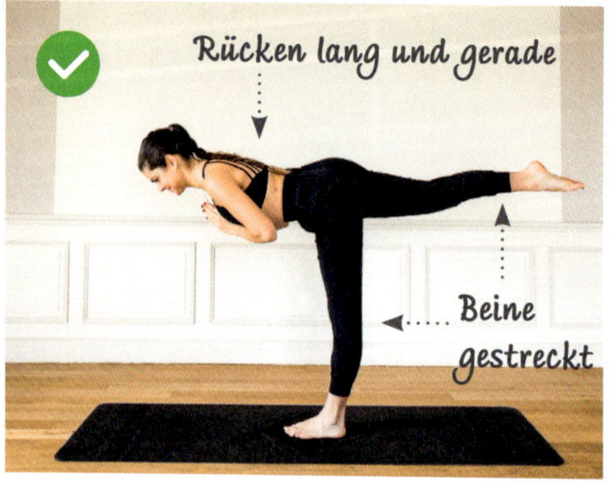

GRUNDSTELLUNG

Zwei Ausgangspositionen sind möglich. Die leichteste Möglichkeit ist die Berghaltung (siehe S. 28). Stellen Sie sich auf ein Bein, beugen Sie den Oberkörper nach vorn und strecken Sie das (zweite) Bein nach hinten. Sie können auch von der Pose Krieger 1 oder vom Hohen Ausfallschritt ausgehen. In diesem Fall verlagert sich das Gewicht des Körpers nach vorn, bis man den hinteren Fuß abheben kann.

VARIANTE

Wenn die rückseitige Oberschenkelmuskulatur des Standbeins zu sehr gedehnt wird, können Sie es etwas mehr beugen. Die Dehnung ist dann weniger intensiv, aber dafür wird der Quadrizeps stärker beansprucht. Sie können auch versuchen, die Hände vor der Brust zu falten, um leichter das Gleichgewicht zu finden.

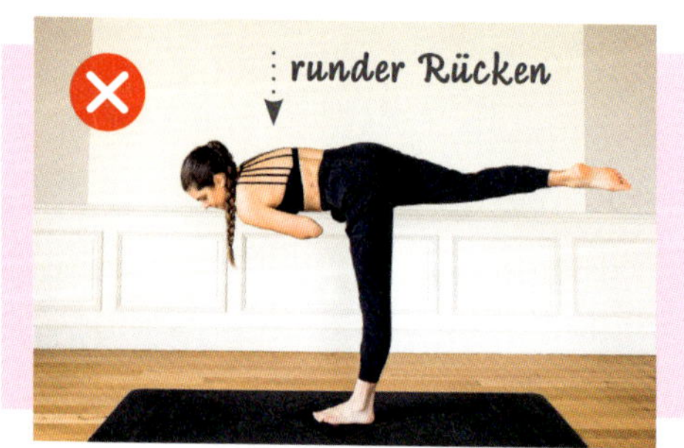

Schultern geöffnet
Hüfte und Schultern parallel zum Boden
Schultern verkrampft
Oberkörper und Hüfte zur Seite gedreht

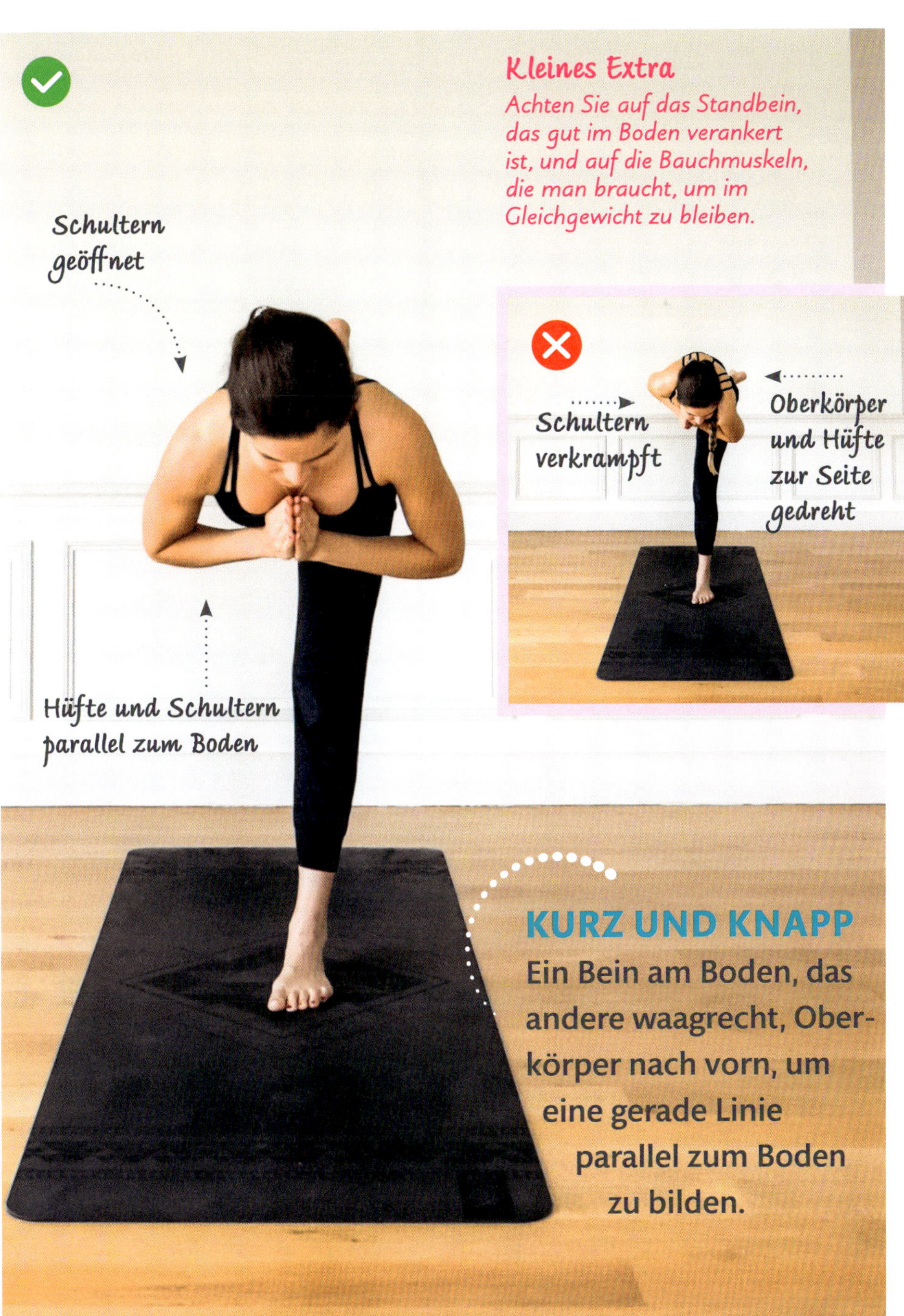

Kleines Extra

Achten Sie auf das Standbein, das gut im Boden verankert ist, und auf die Bauchmuskeln, die man braucht, um im Gleichgewicht zu bleiben.

KURZ UND KNAPP

Ein Bein am Boden, das andere waagrecht, Oberkörper nach vorn, um eine gerade Linie parallel zum Boden zu bilden.

Dreieck

Utthita trikonasana

DAUER: *im Allgemeinen fünf Atemzüge, manchmal mehr*

Das Dreieck dehnt den ganzen Körper. Die Muskeln werden nicht nur gedehnt, sondern auch gestärkt.

AUSRICHTUNG

Bewegen Sie das Becken leicht nach hinten, die Arme sind parallel zum Boden seitlich ausgestreckt. Die Beine sind gestreckt und die Oberschenkel sind belastet. Beugen Sie den Oberkörper in Richtung des nach außen gestellten Fußes, ohne ihn dabei zum Boden zu drehen. Berühren Sie Ihr Schienbein oder, wenn Sie gelenkig genug sind, den Boden. Der andere Arm zeigt senkrecht nach oben, die Handfläche nach vorn. Der Blick geht üblicherweise nach oben, aber Sie können ihn auch zur Seite oder zum Boden richten, damit die Pose für den Nacken bequemer ist. Die Schultern sind von den Ohren weg und weit auseinander. Der Rücken ist ganz gerade. Stellen Sie sich vor, dass Sie Ihr Steißbein nach hinten schieben.

GRUNDSTELLUNG

Die Beine sind gegrätscht. Der Fuß, in dessen Richtung Sie sich bewegen (auf den Fotos der rechte), zeigt nach außen.

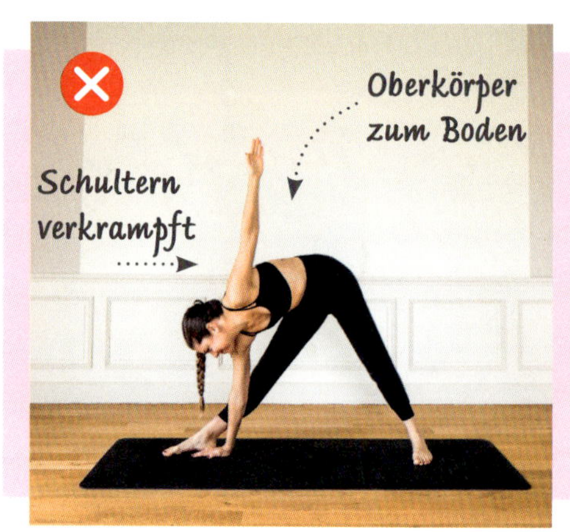

Kleines Extra

Stellen Sie sich vor, Sie wollen nach vorn, nach hinten, nach oben und nach unten so viel Platz wie möglich einnehmen. Stellen Sie sich auch vor, Sie befänden sich in einem Toaster. Das ist super für eine gute Ausrichtung der Wirbelsäule.

KURZ UND KNAPP

Es handelt sich um eine Dehnungspose. Man stellt sich vor, dass sich der Körper in alle Richtungen ausstreckt: der Scheitel nach vorn, das Steißbein nach hinten, die obere Hand nach oben und die Füße und die untere Hand nach unten.

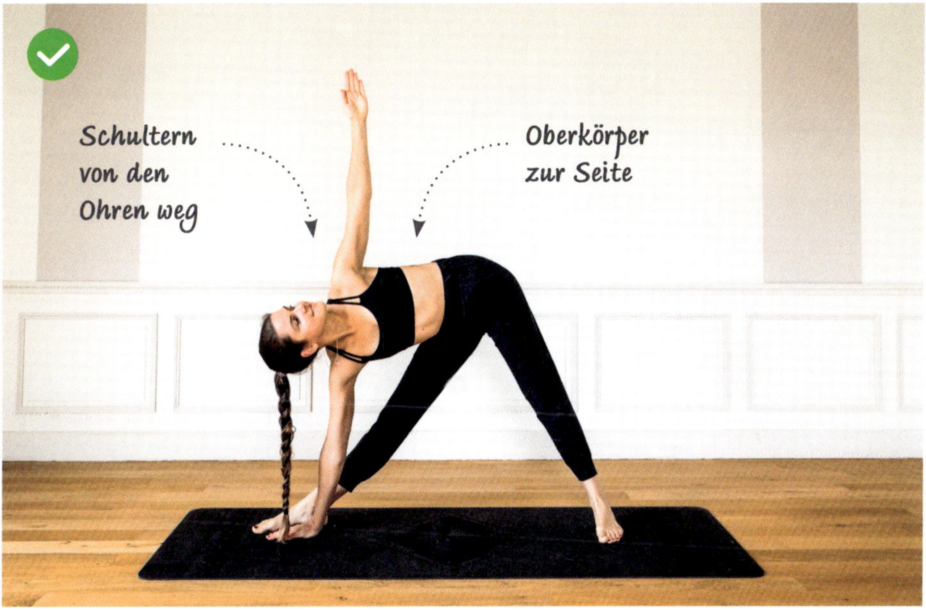

Ø VARIANTEN

Sie können das Bein, von dem Sie sich wegbewegen, leicht beugen, damit die Dehnung weniger intensiv ist.
Sie können auch die obere Hand an den unteren Rücken legen, um zu prüfen, ob der Rücken nicht zu sehr gekrümmt ist. Passen Sie die Beingrätsche so an, wie es trotz des Aufwands an Kraft und Gelenkigkeit am bequemsten ist. Um die Schwierigkeit zu erhöhen, können Sie die Hand vom Boden lösen und beide Arme parallel zum Boden ausstrecken. Achten Sie bei der Ausführung dieser Pose darauf, dass die Ausrichtung des Oberkörpers gleich bleibt!

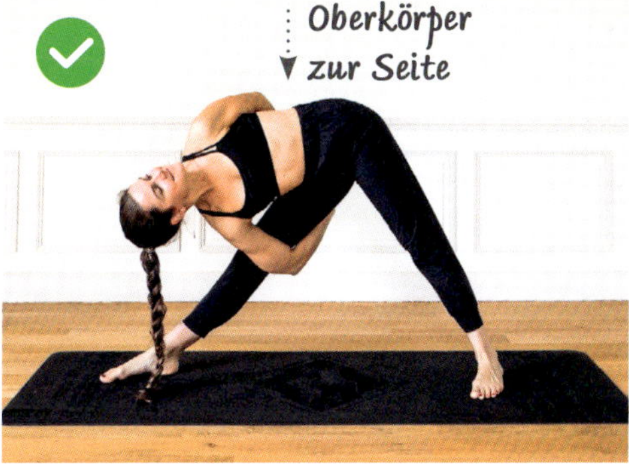

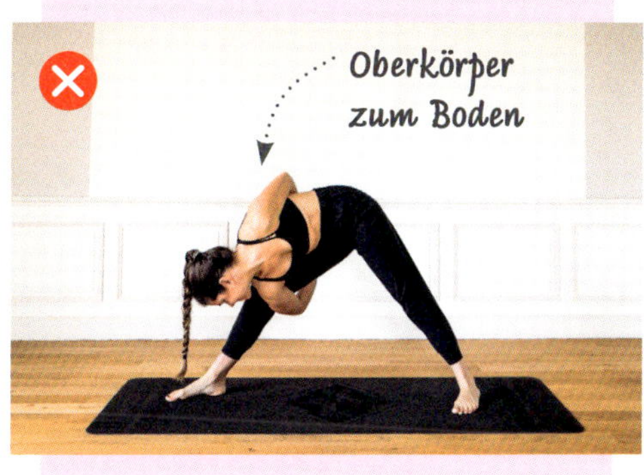

Halbmond

Ardha chandrasana

DAUER: *im Allgemeinen fünf Atemzüge, manchmal mehr*

Der Halbmond ist eine Gleichgewichtspose, die viel Konzentration erfordert.

GRUNDSTELLUNG

Die Pose wird auf einem Standbein ausgeführt, während das andere Bein nach hinten und der Oberkörper nach vorn gestreckt wird.

Kleines Extra

Für eine bessere Verankerung drücken Sie beide Füße in den Boden und machen den Oberkörper leicht. Schließen Sie die Augen, um Ihren Gleichgewichtssinn herauszufordern.

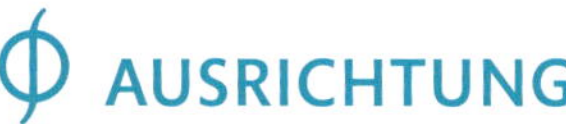

AUSRICHTUNG

Im Gegensatz zu Krieger 3, wo der Oberkörper sich zum Boden beugt, müssen Sie hier Becken und Schultern zur Seite öffnen. Beide Beine sind gestreckt. Das Standbein bleibt fest, das Knie gibt nicht nach. Dafür müssen Sie den Oberschenkel anspannen.

Der obere Arm geht nach oben, der untere zum Boden.

Der Nacken ist lang und entspannt. Die Schultern sind weg von den Ohren. Stellen Sie sich einen geraden Rücken vor und spannen Sie die Bauchmuskeln an, damit die Haltung stabil ist.

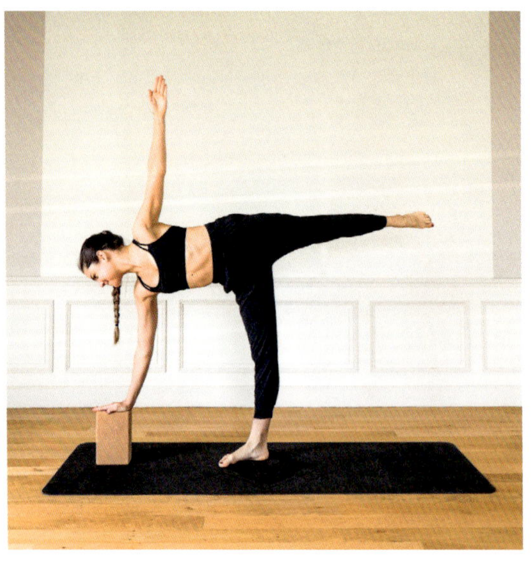

VARIANTEN

Hilfreich: Richten Sie den Blick zum Boden, um das Gleichgewicht leichter zu halten. Der Blick kann auch zur Seite oder nach oben gehen.

Für mehr Raumgefühl können Sie die Hand auf einen Yogablock oder Ähnliches stützen. Als zusätzliche Herausforderung und wenn Ihre Gelenkigkeit es erlaubt, können Sie den Boden mit den Fingerspitzen berühren.

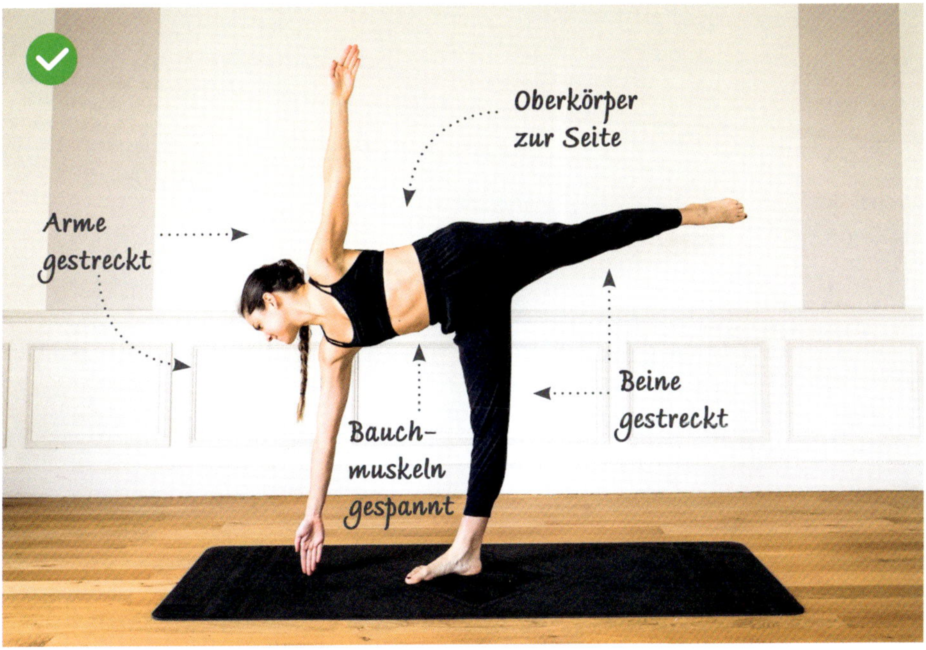

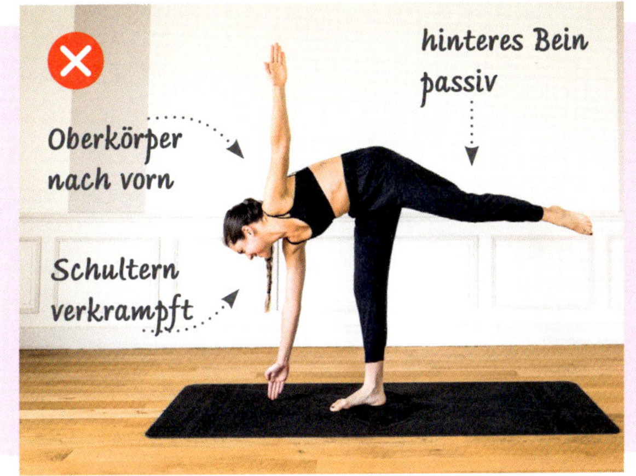

KURZ UND KNAPP

Für diese Gleichgewichtshaltung braucht man gute Muskelarbeit und eine Öffnung sowohl des Beckens als auch der Schultern.

Berg

Tadasana

__DAUER:__ Diese Haltung kann so viele Atemzüge lang gehalten werden, wie nötig sind, um den Körper zu scannen, um die Ujjayi-Atmung (Yogi-Atmung durch die Nase) zu beginnen oder zumindest die Grundlage dafür zu schaffen.

Die Berghaltung ist die Basis für alle Stehhaltungen. Man vernachlässigt sie oft, aber sie ist wichtig. Sie bringt uns zunächst auf den Weg, in ihr werden Präsenz und Intention entwickelt. Sie ist es auch, die unser Fundament bereitstellt – unsere beiden Füße.

GRUNDSTELLUNG

Beide Füße sind auf dem Boden. Sie haben zwei Möglichkeiten: Ihre Wahl hängt in erster Linie davon ab, wie Sie sich am wohlsten fühlen. Sie können die Füße hüftweit auseinander stellen oder näher zusammen, so dass die großen Zehen sich berühren, zwischen den Fersen aber etwas Platz ist.

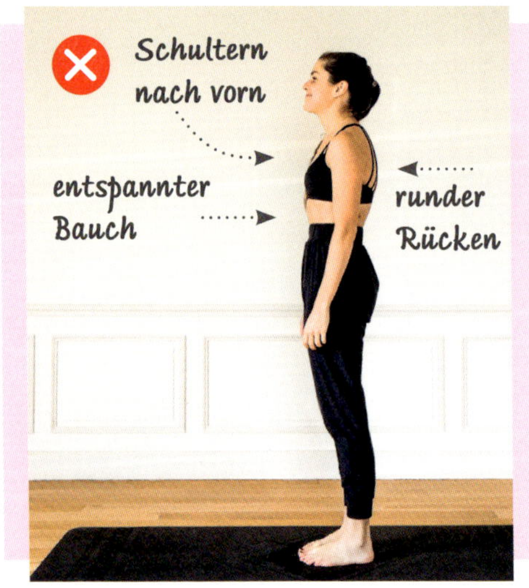

AUSRICHTUNG

Stellen Sie sich vor, Sie drücken die Füße in den Boden. Damit das Körpergewicht gut verteilt ist, können Sie sich zwei Rechtecke unter den Füßen vorstellen. Sie wollen das Körpergewicht gleichmäßig auf die vier Ecken dieser Rechtecke verteilen. Oft werden Sie spüren, dass Sie dazu neigen, eine Zone mehr zu belasten als die anderen.
Die Beine sind gestreckt, angespannt: Sie sind in einer aktiven Stehhaltung. Die Beine sowie der Rest des Körpers arbeiten. Auch die Gesäßmuskeln sind angespannt. Der Nabel ist eingezogen, lässt aber genügend Spiel, damit der Atem fließen kann.
Lockern Sie die Schultern, öffnen Sie sie leicht für einen stolz aufgerichteten Oberkörper. Machen Sie den Nacken lang. Stellen Sie sich vor, dass der Scheitel Sie nach oben zieht. Der Blick ist fest, nach vorn oder auf den Horizont gerichtet.

VARIANTE

Sie können variieren, indem Sie die Füße mehr oder weniger eng zusammenstellen. Wenn Sie besonders dehnbar sind, sorgen Sie dafür, dass Ihre Knie nicht vollkommen gestreckt sind.

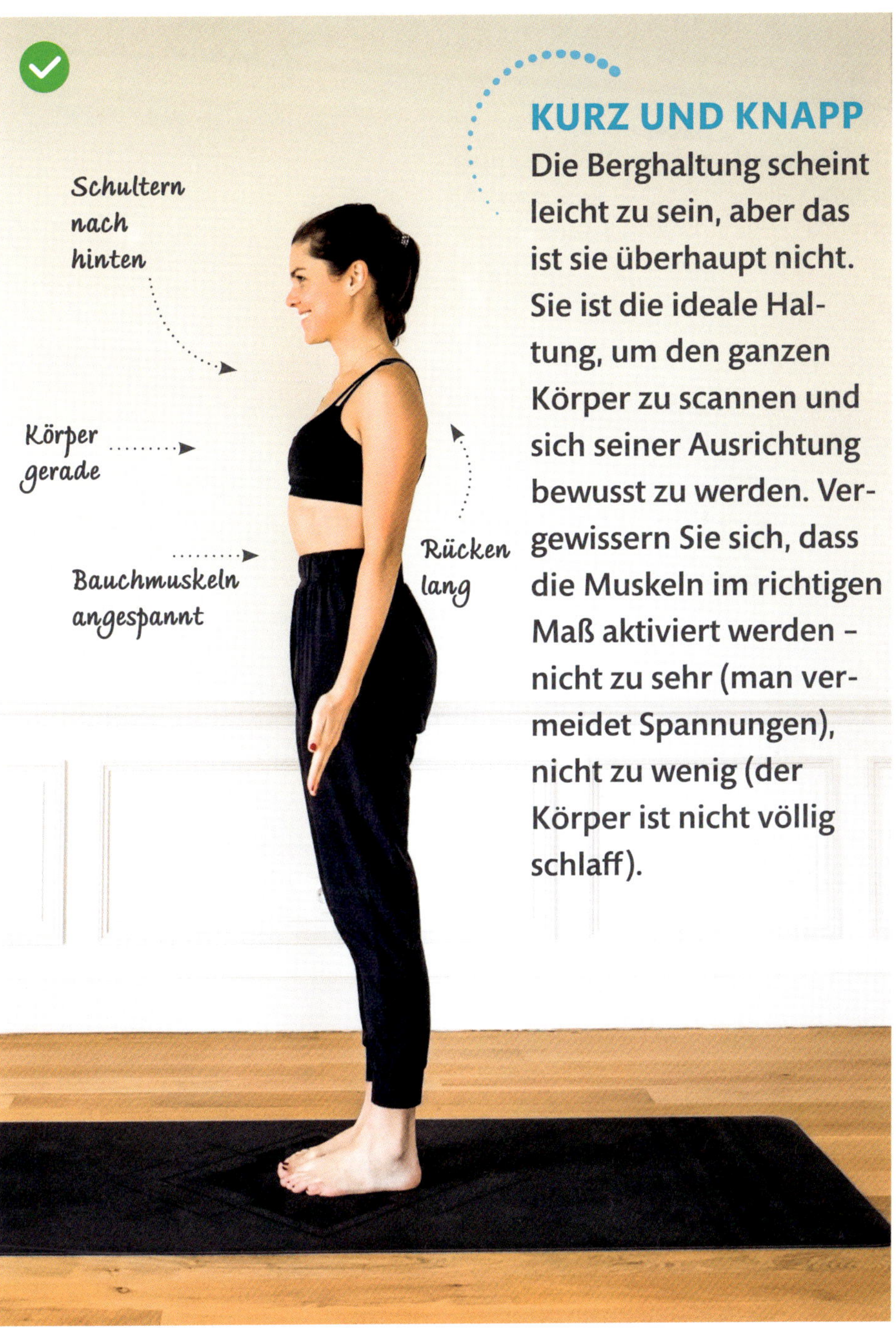

KURZ UND KNAPP

Die Berghaltung scheint leicht zu sein, aber das ist sie überhaupt nicht. Sie ist die ideale Haltung, um den ganzen Körper zu scannen und sich seiner Ausrichtung bewusst zu werden. Vergewissern Sie sich, dass die Muskeln im richtigen Maß aktiviert werden – nicht zu sehr (man vermeidet Spannungen), nicht zu wenig (der Körper ist nicht völlig schlaff).

Gestreckter seitlicher Winkel

Utthita parsvakonasana

Der gestreckte seitliche Winkel ist eine Haltung, die Gelenkigkeit und Stabilität erfordert. Der Sinn ist, im ganzen Körper so viel Raum wie möglich zu finden.

DAUER: *Diese Haltung wird im Allgemeinen fünf Atemzüge lang gehalten, evtl. auch länger.*

GRUNDSTELLUNG

Die Beine sind gegrätscht, der vordere Fuß zeigt nach vorn, der hintere zur Seite. Das vordere Bein ist im 90-Grad-Winkel gebeugt, das hintere gestreckt und angespannt.

AUSRICHTUNG

Die ideale Ausgangsposition ist die Haltung Krieger 2 (siehe S. 20). Davon ausgehend strecken Sie die vordere Hand weit nach vorn und dann nach unten.
Sie können den Ellbogen abwinkeln und ihn leicht (ohne sich zu sehr abzustützen) auf den vorderen Oberschenkel legen. Das vordere Bein bleibt dabei in einem 90-Grad-Winkel gebeugt.
Die Hand oder einfach nur die Fingerspitzen können auch den Boden berühren. In allen Fällen bleibt der Körper aktiv, Sie sind nicht schlaff auf der Hand oder dem Ellbogen abgestützt.
Die andere Hand geht weit nach vorn, die Schulter ist vom Ohr entfernt. Der Rücken ist gerade, das Gesäß streckt sich nicht zu sehr nach hinten.
Der Nacken ist lang. Der Blick kann nach oben, zur Seite oder zum Boden gehen. Wichtig ist, dass der Nacken bei möglichst geringer Anspannung lang bleibt.

VARIANTEN

Sie können die Position des unteren Arms variieren: mit dem Ellbogen auf dem vorderen Oberschenkel, mit der Handfläche oder nur mit den Fingerspitzen auf dem Boden gestützt.
An die Innenkante des vorderen Fußes können Sie auch einen Yogablock legen.

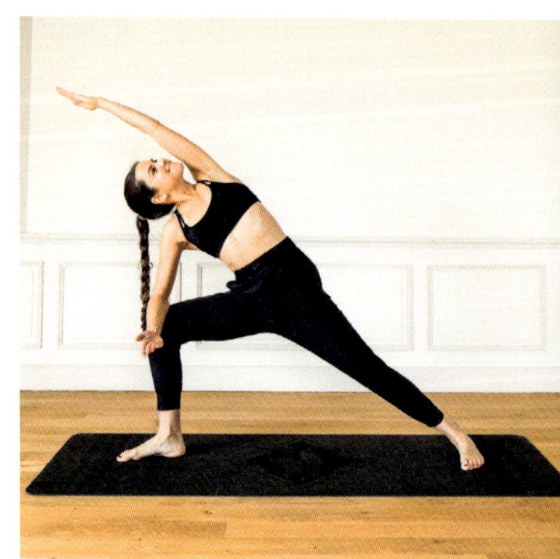

Oberkörper
nach außen
gerichtet
Schultern
geöffnet

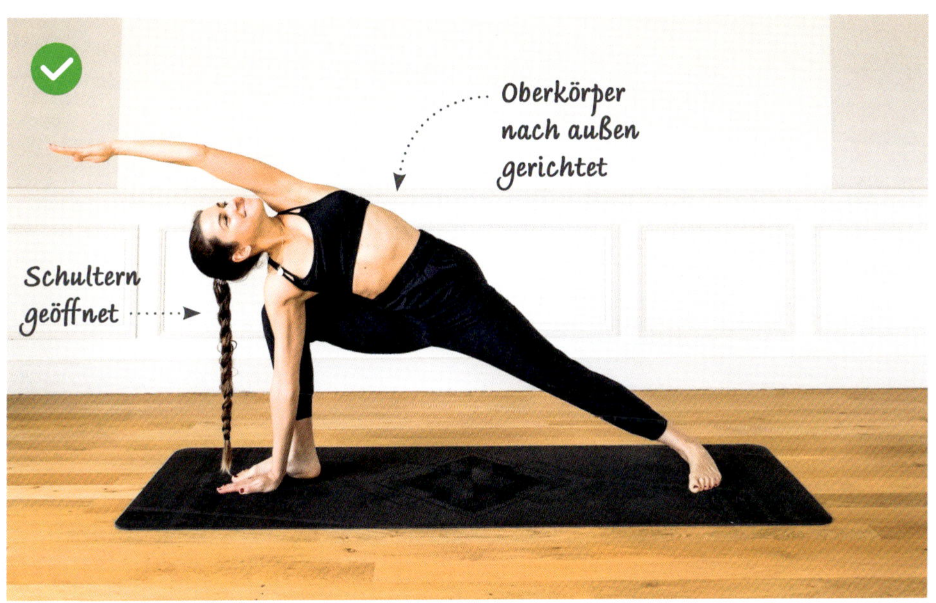

Kleines Extra

Stellen Sie sich vor, dass Sie die Hand weit nach vorn und nach oben bewegen und eine imaginäre Linie zum hinteren Bein hin beschreiben, die Sie zum Boden und nach hinten zieht.

Schultern verkrampft
Oberkörper
zum Boden
gewandt

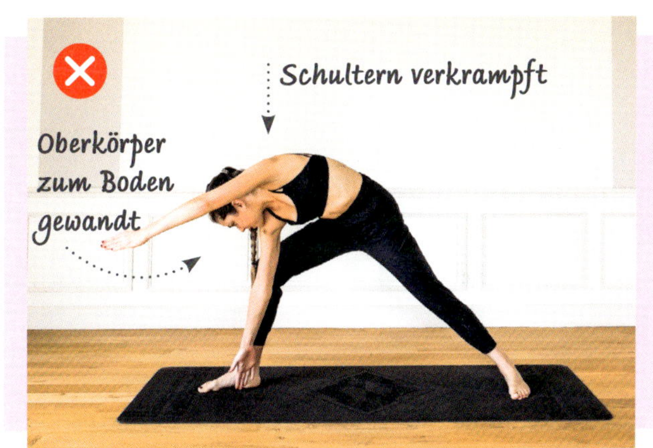

KURZ UND KNAPP

In dieser Haltung arbeitet der ganze Körper mit. Das Gleichgewicht wird dank guter Stützkraft der Füße aufrecht erhalten. Die Hände helfen, den Körper zu stabilisieren, aber auch die Gliedmaßen auseinander zu rücken.

Vorbeuge im weiten Spreiz

Prasarita padottanasana

DAUER: *Diese Haltung wird etwa zehn Atemzüge lang gehalten.*

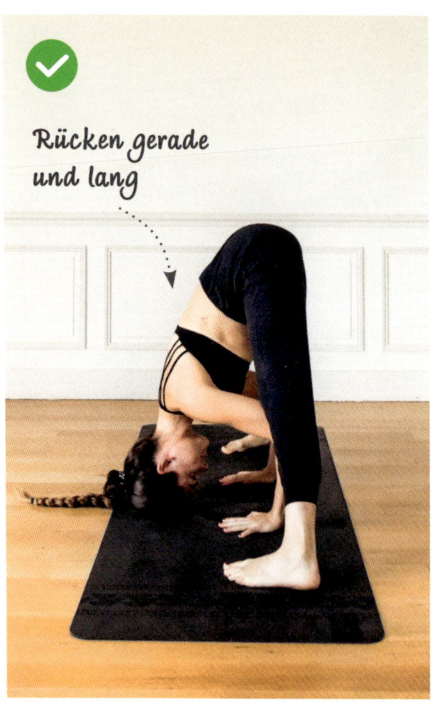

Mit der Vorbeuge im weiten Spreiz werden vor allem die Rückseiten der Beine, die Hüften und der Rücken gedehnt.

GRUNDSTELLUNG

Beide Füße sind auf dem Boden, die Beine weit gegrätscht, die großen Zehen sind leicht nach innen gedreht.

AUSRICHTUNG

Die Beine sind gestreckt oder leicht gebeugt, die Hände sind am Becken. Um in die Haltung zu gelangen, richten Sie den Oberkörper auf, halten den Rücken gerade und beugen sich nach vorn. Versuchen Sie, das Steißbein auf einer Linie mit den Fersen zu halten. Danach wird es sich natürlich nach hinten bewegen. Sie können diese Verschiebung beibehalten, solange sie leicht ist. Legen Sie die Hände auf den Boden. Die Schultern sind von den Ohren entfernt. Halten Sie den Rücken so gerade wie möglich.

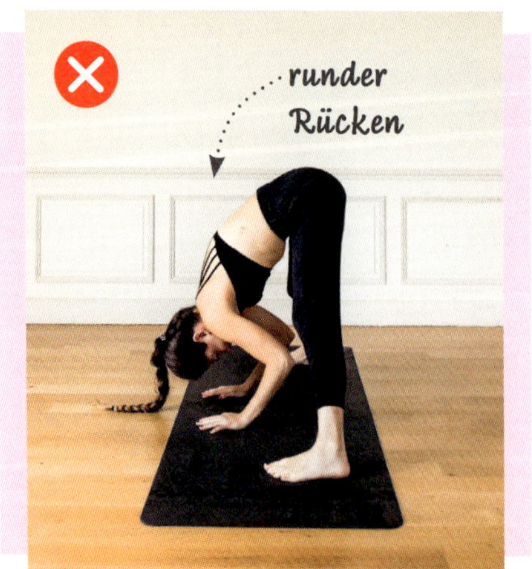

Kleines Extra

Wenn Ihr Kopf den Boden berühren kann, schieben Sie die Füße näher aneinander und beginnen Sie noch einmal von vorn.

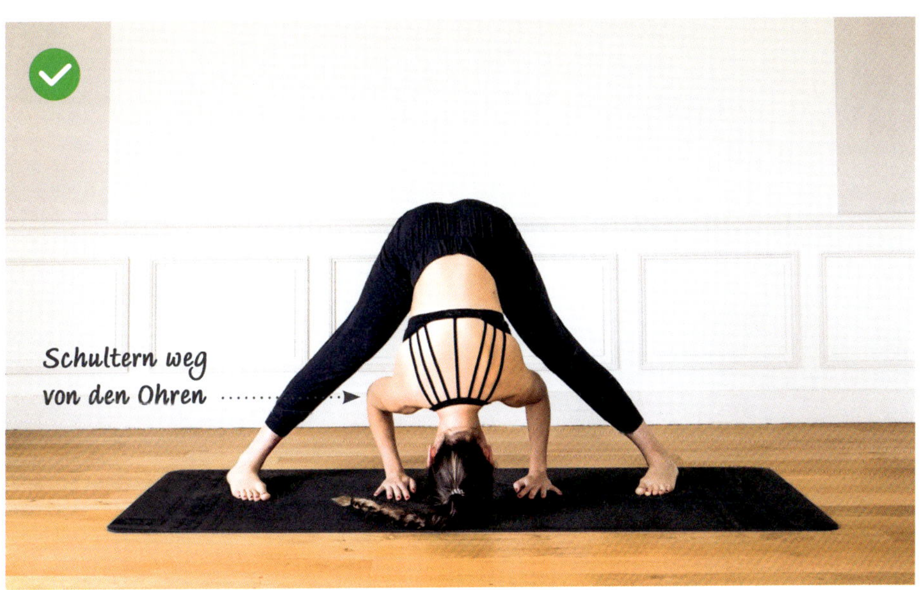

VARIANTEN

Für diese Haltung gibt es mehrere Varianten. Auf dem Foto sehen Sie Version A. Version B wird mit den Händen an der Hüfte ausgeführt, Version C mit im Rücken verschränkten Händen, gestreckten Armen und der Faust so weit wie möglich zur Decke gestreckt, also nach vorn. Bei Version D berühren Zeige- und Mittelfinger jeweils die große Zehe.

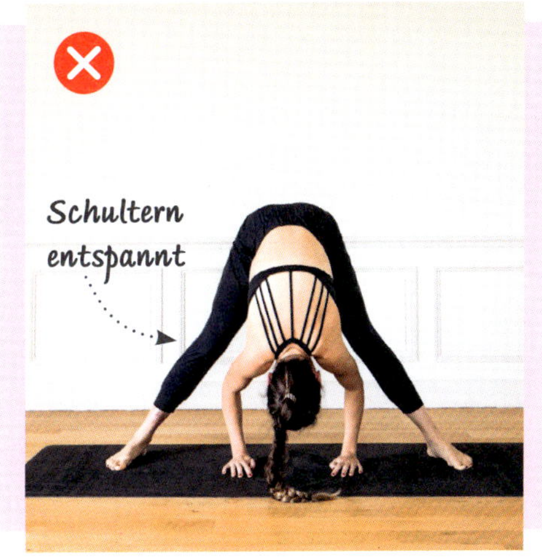

KURZ UND KNAPP

Diese Haltung dehnt die Beine, aber für eine wirkungsvolle Dehnung und eine gute Ausrichtung muss man sowohl die Bein- als auch Bauch- und Gesäßmuskeln aktivieren.

Baum

Vrksasana

DAUER: *Diese Haltung wird im Allgemeinen fünf bis zehn Atemzüge lang gehalten.*

Der Baum ist eine Gleichgewichtshaltung und dank verschiedener Varianten für jedes Niveau machbar.

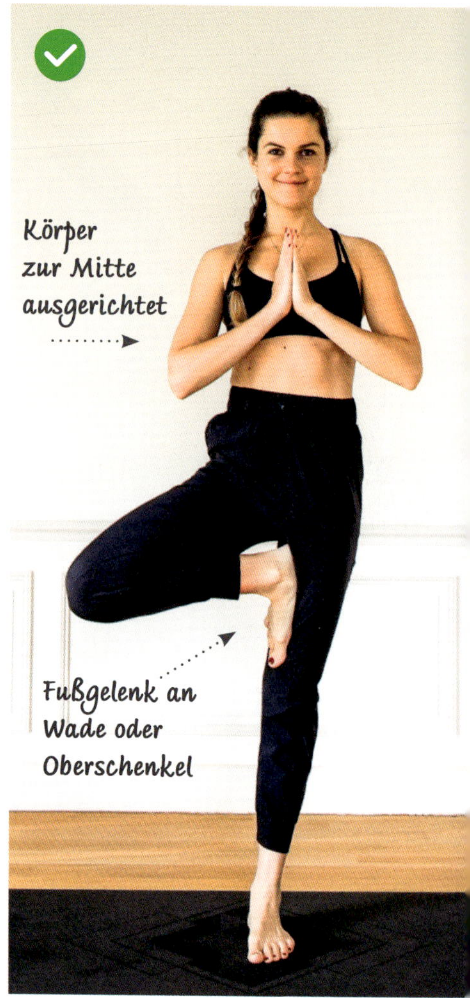

GRUNDSTELLUNG

Die Haltung wird auf einem Bein stehend ausgeführt. Das andere Bein stützt sich am Standbein ab.

AUSRICHTUNG

Das Standbein ist gerade. Das Knie des abgewinkelten Beines geht zur Seite, damit sich die Hüfte öffnet. Es geht so wenig wie möglich nach vorn. Vermeiden Sie es, den Fuß auf dem Knie abzustützen. Der Oberkörper bleibt so entspannt wie möglich. Wenn Sie die Schultern oder das Gesicht ein wenig verkrampfen, versuchen Sie, die Anspannungen soweit wie möglich zu lockern und sich auf das Gleichgewicht zu konzentrieren. Der Blick geht nach vorn, in die Weite.

KURZ UND KNAPP

Der Baum ist eine Gleichgewichtshaltung. Man muss sich eine gerade vertikale Linie vorstellen, die vom Fuß bis über den Kopf reicht.

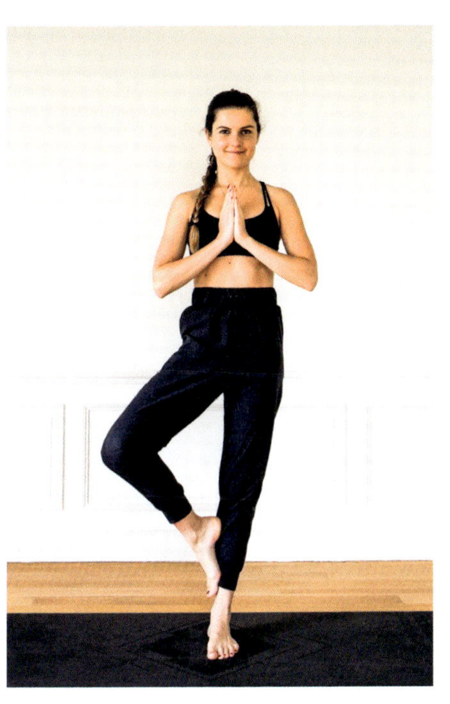

⌀ VARIANTEN

Der Fuß des gebeugten Beins kann auf dem Boden aufliegen oder an der Innenseite des stützenden Fußgelenks. Fortgeschrittene können ihn an der Innenseite des Oberschenkels absetzen.

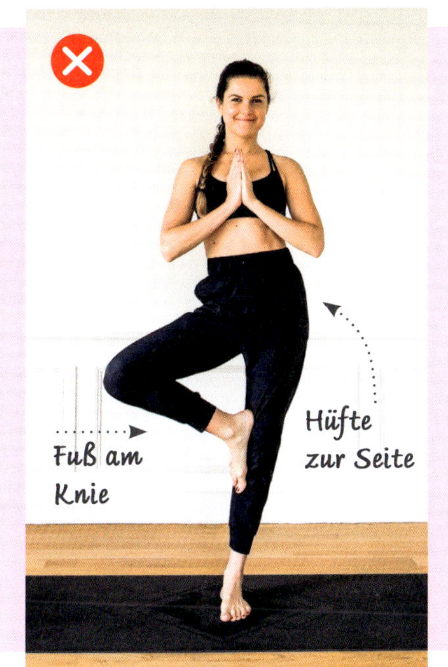

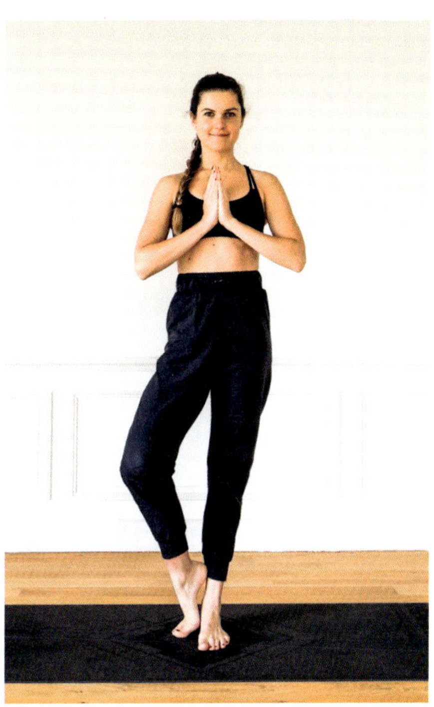

Kleines Extra

Wenn Sie diese Haltung einnehmen, stellen Sie sich vor, dass Ihr Fuß Sie im Boden verwurzelt, während Ihr Scheitel Sie nach oben zieht. Das ist ein wenig wie bei einem Baum, der wächst. Er treibt seine Wurzeln in die Erde und die Zweige in den Himmel.

Tänzer

Natarajasana

DAUER: *Diese Haltung wird im Allgemeinen fünf Atemzüge lang gehalten, manchmal auch länger, um mehr Energie zu gewinnen.*

Die Haltung des Tänzers trainiert das Gleichgewicht und die Gelenkigkeit. Sie erfordert hohe Konzentration und ein gutes Raumgefühl.

GRUNDSTELLUNG

Diese Haltung wird auf einem Bein ausgeführt. Das Standbein ist gestreckt, das andere ist gebeugt und geht nach hinten. Die Brust geht nach vorn um auszubalancieren.

AUSRICHTUNG

Das Standbein ist gestreckt und angespannt. Es ist das erste Element, das uns stabilisiert. Das zweite Bein ist abgewinkelt und geht nach hinten. Man kann das Fußgelenk an der Innen- oder Außenseite fassen. Wenn man das Fußgelenk nicht greifen kann, kann man auch einen Gurt um den Fuß legen.

Auf der Seite des Standbeins hebt sich der Arm zum Himmel und dabei leicht nach vorn, um in der Verlängerung des Oberkörpers zu bleiben. Auf der Seite des hinteren Beins ist der Arm nach hinten ausgestreckt, die Hand hält das Fußgelenk oder den Gurt.

Die Bauchmuskeln arbeiten, während die Wirbelsäule sich ausdehnt. Der Oberkörper geht so weit wie möglich nach vorn und so wenig wie möglich zur Seite. Achten Sie auch darauf, dass die Hüften waagrecht sind. Bei dieser Haltung öffnen sich Oberkörper und Hüften natürlicherweise zur Seite. Denken Sie dabei einfach daran, dass die Schultern sich nach vorn und die Hüften nach unten orientieren sollten.

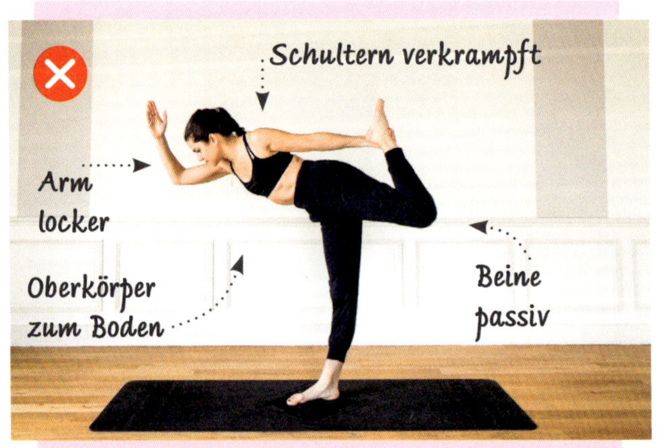

Kleines Extra

Drücken Sie für eine bessere Verankerung beide Beine in den Boden und machen Sie dabei den Oberkörper leichter. Schließen Sie die Augen, um Ihr Gleichgewicht noch mehr zu fordern.

hinterer Fuß
nach oben
Oberkörper
nach vorn
Standbein
gestreckt und
standfest

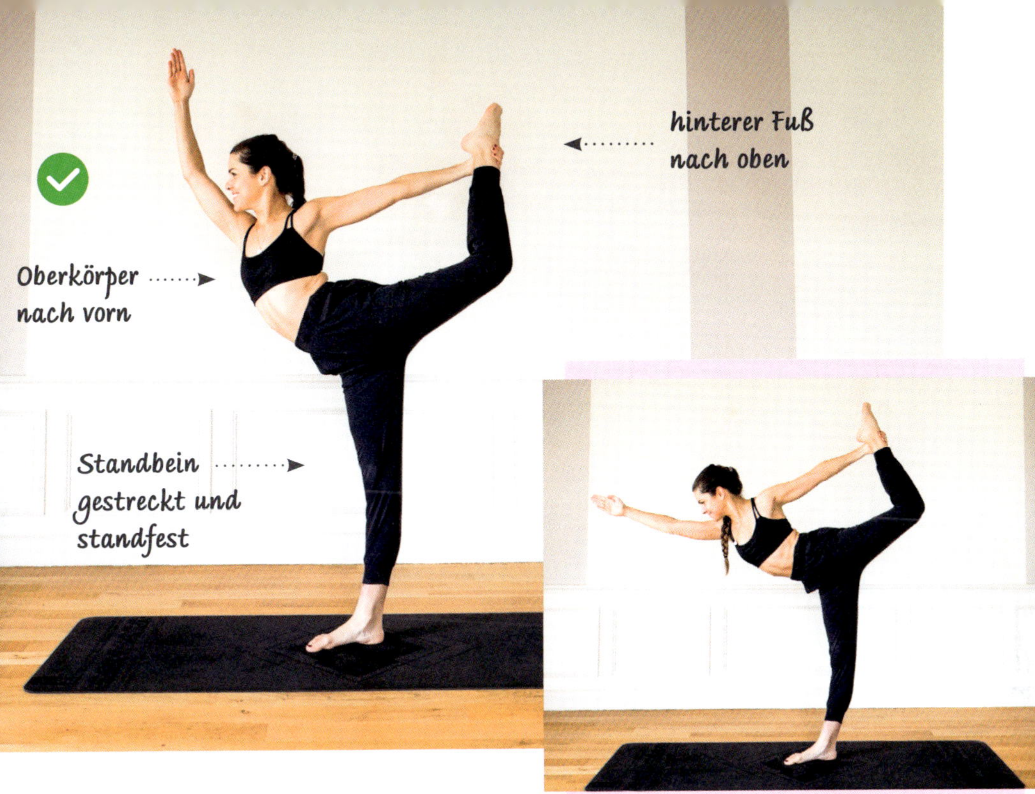

VARIANTEN

Die erste Variante ist die Ausführung mit einem Gurtband, wenn das Fußgelenk noch nicht in Reichweite ist. Sie können außerdem das Fußgelenk mit der Hand vorzugsweise an der Außenseite nehmen, damit die Schulter weniger gefordert wird. Oder Sie nehmen das Fußgelenk an der Innenseite, die Öffnungsarbeit für Schulter und Rücken ist dann stärker. Schließlich können Sie versuchen, den Fuß mit beiden Händen zu fassen und die Ellbogen nach oben zu strecken! Das ist eine fortgeschrittene Version der Haltung, die Gelenkigkeit und einen guten Gleichgewichtssinn erfordert.

KURZ UND KNAPP

Diese Gleichgewichtshaltung wird Sie herausfordern – unabhängig von Ihrem Niveau. Konzentrieren Sie sich auf die Stabilität des Standbeins, die Kraft der Körpermitte und die Öffnung im Oberkörper. Alles ist eine Frage der Balance zwischen hinterem Bein und Oberkörper.

Sitz des Weisen

Maricyasana

DAUER: *im Allgemeinen fünf bis zehn Atemzüge lang*

Die Drehhaltungen sind ideal für die Wirbelsäule. Am Morgen erlauben Sie ein sanftes Erwachen, am Abend die Lockerung der tagsüber angestauten Spannungen.

GRUNDSTELLUNG

Sie sitzen auf dem Boden. Ein Bein ist angewinkelt, Fuß auf dem Boden und Knie zur Brust. Auch das andere Bein ist angewinkelt, allerdings Knie und Schenkel auf dem Boden.

AUSRICHTUNG

Wie bei vielen Yogahaltungen müssen Sie darauf achten, dass die Wirbelsäule ganz gerade bleibt. Wenn Sie am Boden sitzen, führen Sie den Fuß zur gegenüberliegenden Gesäßhälfte (rechter Fuß zur linken Gesäß-, linker Fuß zur rechten Gesäßhälfte). Danach legen Sie das Knie auf den Boden, so dass fast die ganze Außenseite des Beins den Boden berührt. Das andere Bein greift über das am Boden liegende Bein (der linke Fuß ist also an der Außenseite des rechten Oberschenkels, der rechte Fuß an der Außenseite des linken Oberschenkels). Die Schultern sind tief und locker. Der Arm gegenüber dem aufgestellten Bein berührt dieses Bein, der Oberkörper dreht sich entsprechend. Der andere Arm geht nach hinten um die Drehung zu verstärken. Der Blick richtet sich nach hinten oder zur Seite.

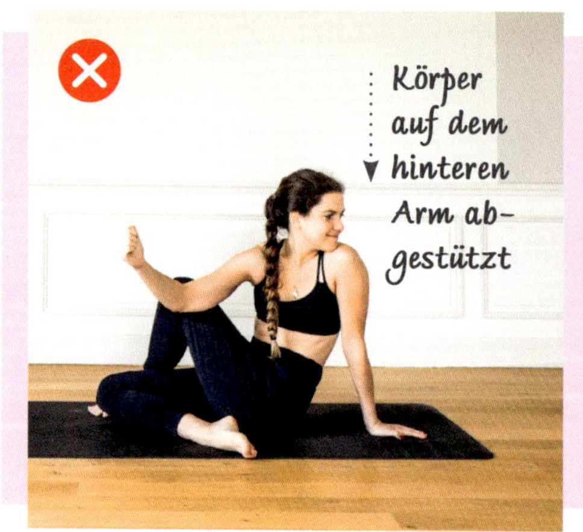

KURZ UND KNAPP

Eine entspannende und belebende Pose, der Oberkörper beschreibt eine große, aber sanfte Drehung. Auch das Auflösen der Haltung vollzieht sich ganz behutsam.

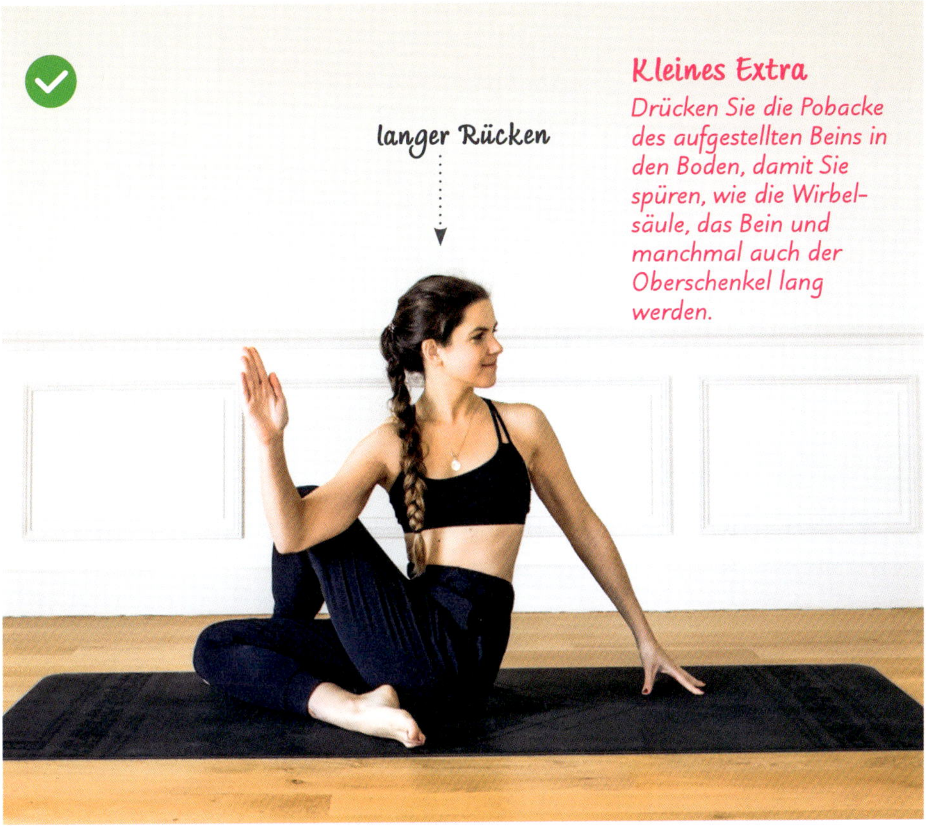

langer Rücken

Kleines Extra

Drücken Sie die Pobacke des aufgestellten Beins in den Boden, damit Sie spüren, wie die Wirbelsäule, das Bein und manchmal auch der Oberschenkel lang werden.

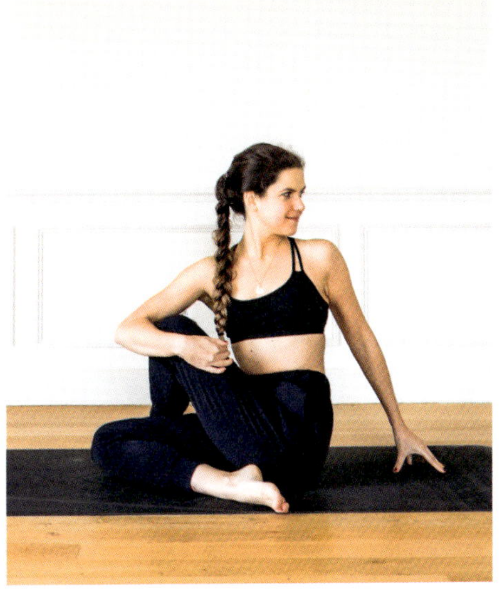

Ø VARIANTEN

Sie können unter das am Boden liegende Bein einen Yogablock legen. Man kann sich auch damit begnügen, das aufgestellte Bein mit dem Arm zu umfassen. Sie können die Drehung verstärken, indem Sie den Ellbogen an die Außenseite dieses aufgestellten Beins legen. Bein und Arm wirken dann wie ein Hebel, mit dem die Drehung des Oberkörpers verstärkt wird.

Gedrehter Ausfallschritt

Parivrtta anjanyenasana

DAUER: *Diese Haltung wird fünf bis zehn Atemzüge lang gehalten.*

Drehungen ermöglichen eine wirksame Dehnung der gesamten Wirbelsäule. Wenn sie im Stehen ausgeübt werden, stellen sie außerdem eine kleine Herausforderung für das Gleichgewicht dar.

AUSRICHTUNG

Der vordere Oberschenkel ist, wenn möglich, parallel zum Boden. Das hintere Bein ist gestreckt und angespannt, die Bauchmuskeln sind aktiv.

»Passive« Version: Der Oberkörper ist über das vordere Bein gebeugt. Die Hände sind in Gebetshaltung. Der Ellbogen, der dem vorderen Bein gegenüber liegt, wird an der Außenseite des Oberschenkels abgestützt. Man spricht von einer passiven Version, weil man für die Drehung den Oberschenkel benutzt.

»Gefesselte« Version (Foto unten): Hier muss der untere Arm unter den vorderen Oberschenkel geführt werden und der obere Arm hinter den Rücken. Die Finger werden im Rücken verschränkt.

»Aktive« Version (Foto oben): Sie richten sich gerade auf und wenden den Oberkörper zum vorderen Bein. Die seitlichen Bauchmuskeln sorgen für eine gut gestützte, stabile Haltung. Man spricht daher von einer aktiven Haltung. Hier gibt es keine andere Stütze für den Oberkörper als die eigene Muskelkraft!

GRUNDSTELLUNG

Der gedrehte Ausfallschritt wird mit einem Bein vorn und dem anderen weit hinten ausgeführt. Man kann die Füße entweder auf einer imaginären Linie entlang des Teppichs oder mit einem Abstand von einigen Zentimetern zueinander positionieren. Je weiter die Füße auseinanderstehen, desto leichter wird es, das Gleichgewicht zu halten.

VARIANTEN

Ein Knie kann auf dem Boden sein. So ist es leichter, das Gleichgewicht zu halten. Sie können die Haltung auch mit der hinteren Ferse auf dem Boden versuchen (wie beim Krieger) oder Sie heben die Ferse an. Wenn Sie die Ferse auf den Boden setzen, ist die Drehung stärker.

KURZ UND KNAPP

Egal ob passive oder aktive Version, Ihre Muskelkraft ist bei beiden Varianten gefordert.

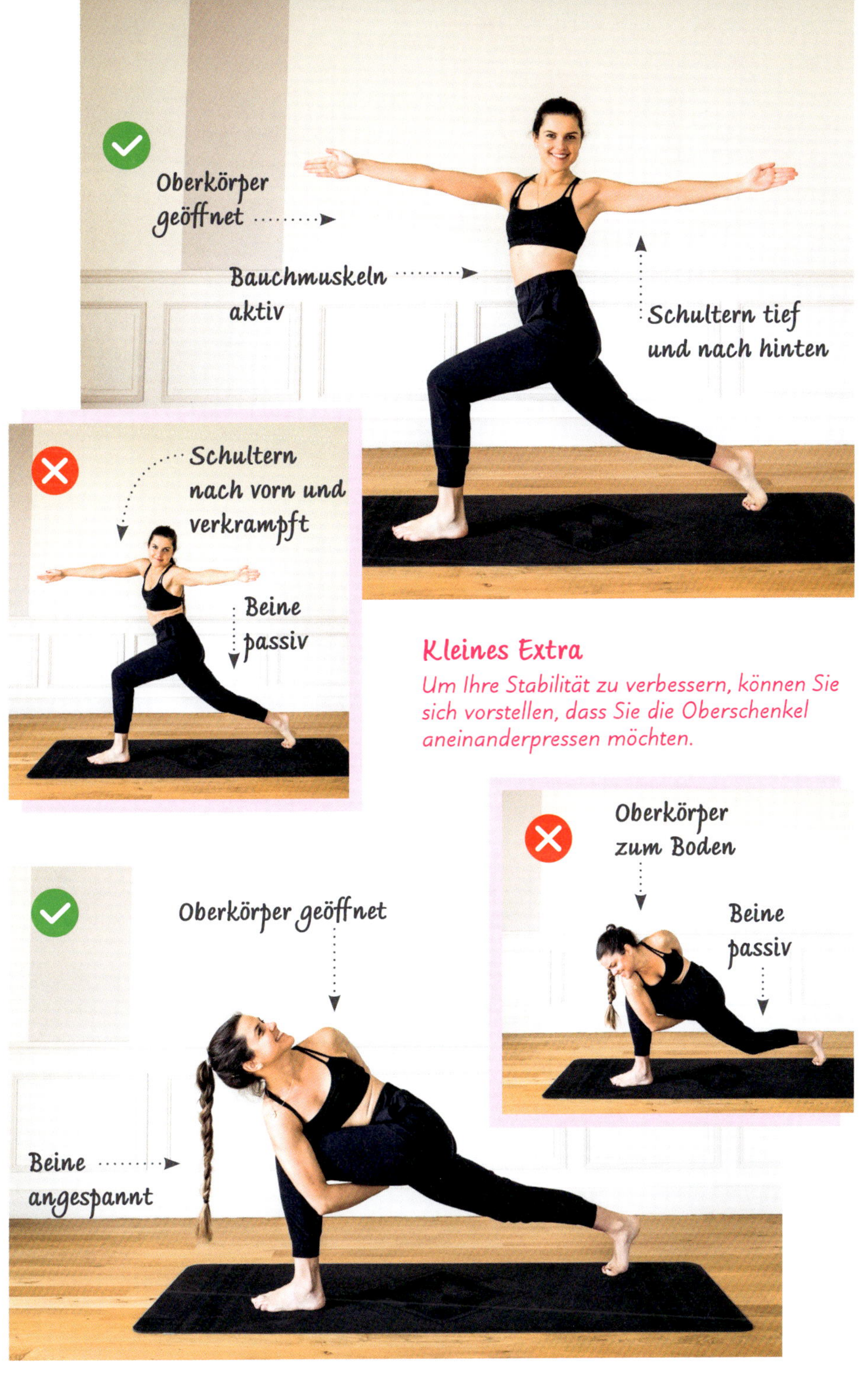

Kleines Extra

Um Ihre Stabilität zu verbessern, können Sie sich vorstellen, dass Sie die Oberschenkel aneinanderpressen möchten.

Kobra

Bhujangasana

DAUER: *Diese Haltung wird oft als Übergang verwendet. In diesem Fall können Sie einen Atemzug lang darin bleiben. Man kann sie auch innerhalb eines Flows ausüben und fünf Atemzüge lang halten.*

Die Kobra ist die ideale Haltung für einen Übungsbeginn. Sie öffnet Brustkorb und Schultern. Sie mag einfach erscheinen, erfordert aber gute Muskelarbeit.

GRUNDSTELLUNG

Sie gehen von der Bauchlage aus, die Hände sind seitlich von der Brust, die Oberseite der Füße ist fest am Boden verankert.

AUSRICHTUNG

Drücken Sie leicht mit den Händen, um den Oberkörper anzuheben. In Ihrer Vorstellung bewegt sich die Brust nach vorn. Der Blick richtet sich nach vorn. Der Nacken ist lang, die Schultern sind tief, und Sie stellen sich vor, dass die Schulterblätter sich im Rücken berühren wollen. Drücken Sie auf die Oberseite der Füße um sicher zu stellen, dass auch die Beine arbeiten. Der Rücken ist lang und soll sich nicht zu sehr wölben. Dazu aktiviert man die Bauchmuskeln. Die Beine sind aneinandergelegt oder höchstens hüftbreit gegrätscht.

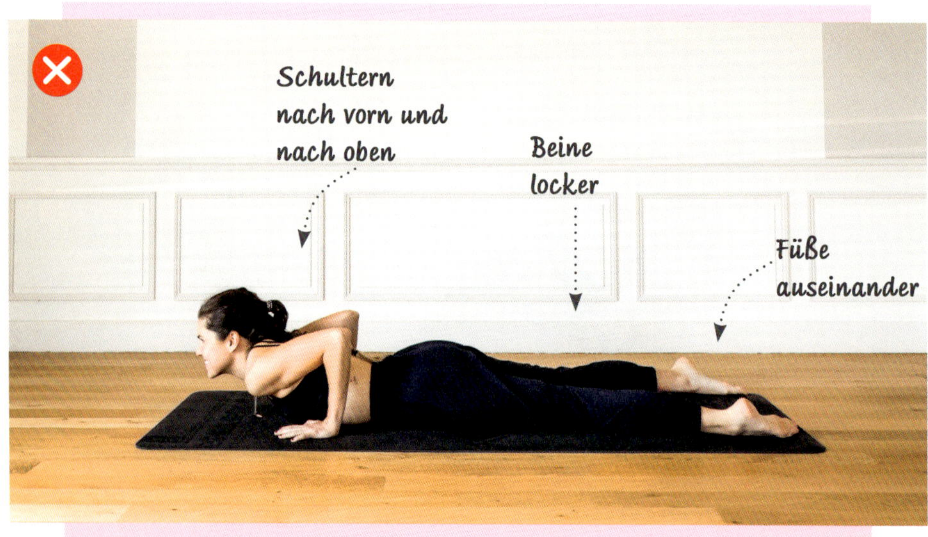

Schultern nach
unten und
nach hinten
Beine
angespannt
Füße innerhalb
der Hüftbreite
Brust
nach
vorn

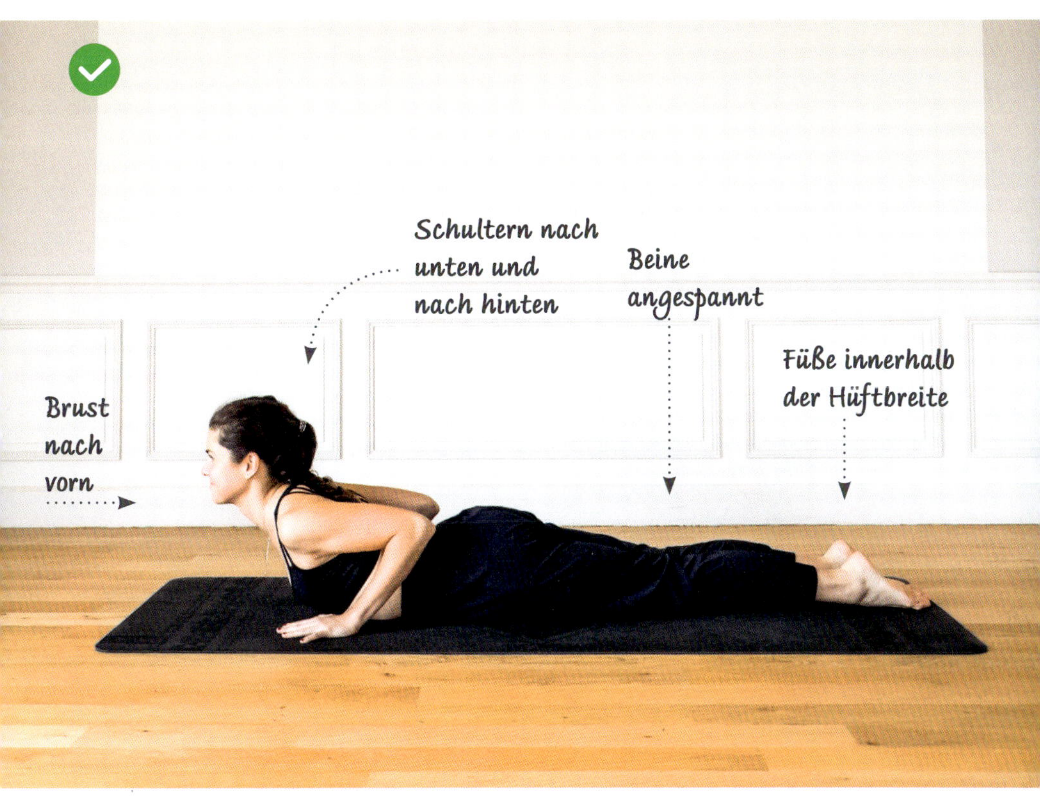

Ø VARIANTE

Leichter wird es, wenn Sie die Brust weniger aufrichten oder stärker mit den Händen drücken.

Kleines Extra

Testen Sie Ihre Rückenmuskulatur mit dieser kleinen Herausforderung: Können Sie die Hände vom Boden lösen, ohne den Bewegungsradius zu verringern?

KURZ UND KNAPP

Diese Öffnung des Brustkorbs erfordert eine Beteiligung der Muskeln im ganzen Körper: in den Armen, im Rücken, im Bauch und in den Beinen.

Brücke

Setu bandha sarvangasana

DAUER: *Diese Haltung wird im Allgemeinen fünf bis zehn Atemzüge lang gehalten.*

Um diese Haltung gut auszuführen, ist Gelenkigkeit in den Schultern, der Wirbelsäule und im vorderen Bereich des Körpers nötig.

AUSRICHTUNG

Drücken Sie den unteren Rücken in den Boden, bevor Sie die Hände und Beine hochdrücken, um das Becken zu heben. Wenn die Übung für Sie neu ist, sind Ihre Beine wahrscheinlich gebeugt und das Körpergewicht liegt auf den Beinen. Das ist anfangs normal. Versuchen Sie nach und nach, den Oberkörper nach vorn zu schieben, um die Schultern zu öffnen. Der Nacken ist entspannt. Wenn Sie die Haltung beenden, geht der Blick zur Zimmerdecke, die Arme beugen sich, damit sich der Hinterkopf und dann der Rücken langsam zum Boden senken können.

GRUNDSTELLUNG

Die Haltung wird ausgeführt, indem man sich auf Füßen und Händen aufstützt, der Oberkörper zeigt zur Decke. In der Ausgangsposition sind die Füße hüftbreit auseinander, Fersen nahe am Gesäß. Die Hände sind seitlich der Ohren, die Finger zeigen zu den Schultern.

VARIANTEN

Diese Haltung ist machbar, wenn Schultern und Rücken sehr gelenkig sind. Möglicherweise ist die Halbe Brücke (S. 46) für den Anfang zugänglicher. Um die Öffnung des Brustkorbs zu fördern, können Sie die Brücke auf den Unterarmen ausüben. Dafür genügt es, erst einen und dann den anderen Ellbogen zu positionieren. Die Ellbogen liegen eng aneinander. Drücken Sie die Brust nach vorn.

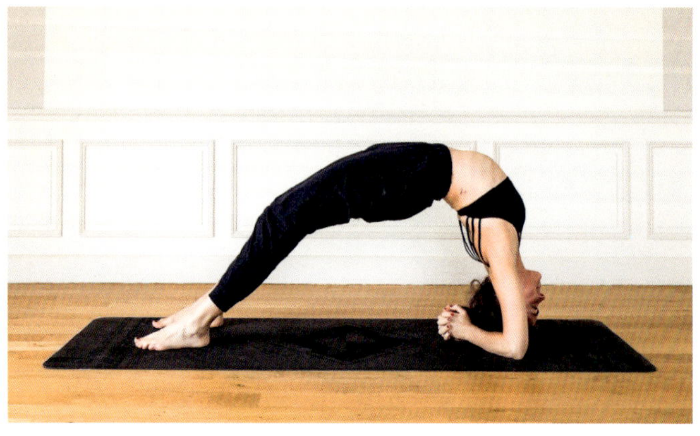

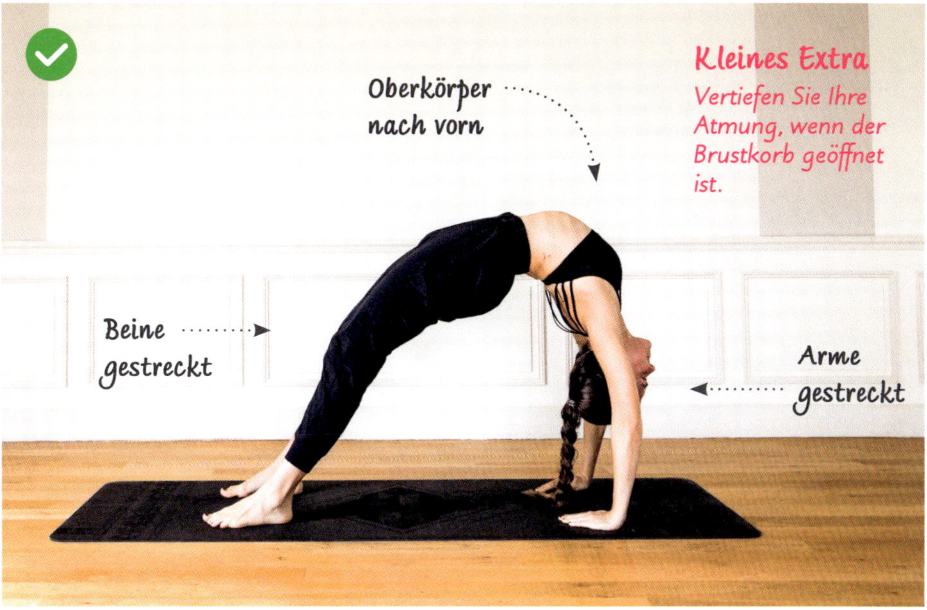

Kleines Extra
Vertiefen Sie Ihre Atmung, wenn der Brustkorb geöffnet ist.
Oberkörper nach vorn
Beine gestreckt
Arme gestreckt

Gewicht ruht auf den Füßen
Arme gebeugt

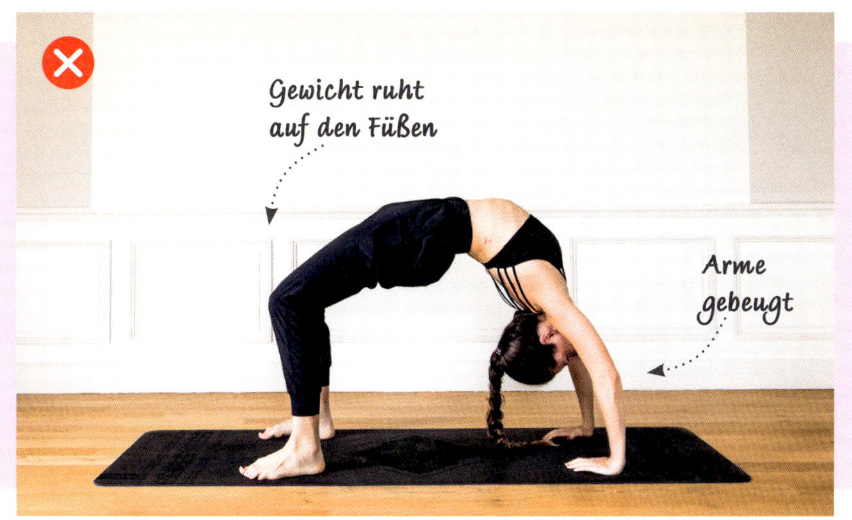

KURZ UND KNAPP

Eine Haltung für Fortgeschrittene, die die Öffnung der Brust, der Schultern und der Hüftbeugemuskeln trainiert.

Halbe Brücke

Ardha setu bandhasana

DAUER: *Diese Haltung wird im Allgemeinen fünf bis zehn Atemzüge lang gehalten.*

Die Halbe Brücke ist der erste Schritt zur Brücke. Sie bereitet den Rücken, die Wirbelsäule und die Muskeln vor, die für diese Haltung nötig sind. Wenn Sie die Halbe Brücke mit der Welpenhaltung kombinieren, können Sie auf die Brücke hinarbeiten.

AUSRICHTUNG

Ausgangspunkt ist wie für die Brücke (S. 44) die Rückenlage. Ziehen Sie den Nabel ein, um den unteren Rücken in den Boden zu drücken. Drücken Sie dann das Becken mithilfe der Füße und des oberen Rückens hoch. Beginnen Sie mit dem Steißbein und gehen Sie dann mit dem Becken hoch, indem Sie Wirbel für Wirbel anheben.
Wenn Sie die für Sie größtmögliche Höhe gefunden haben, können Sie die Finger unten verschränken und sich mit Hilfe der Unterarme noch höher drücken. Achten Sie darauf, dass die Knie nicht aufeinander oder nach außen fallen.

GRUNDSTELLUNG

Bei dieser Haltung stützt man sich auf die Füße, den oberen Rücken und die Schultern. Die Füße stehen in hüftbreitem Abstand auf dem Boden. Die Arme liegen am Körper an, die Handflächen sind auf dem Boden.

Kleines Extra

Klemmen Sie einen Yogablock zwischen die Knie (so dass der Abstand der Knie hüftbreit ist). Um den Yogablock festzuhalten, müssen Sie die Oberschenkel stärker einsetzen.

VARIANTE

Um diese Haltung noch wirksamer zu machen können Sie einen Yogablock unter das Kreuzbein legen (vermeiden Sie das Steißbein, das könnte unangenehm sein).

KURZ UND KNAPP

Eine exzellente Haltung, um auf sanfte Art die Beweglichkeit der Wirbelsäule zu trainieren.

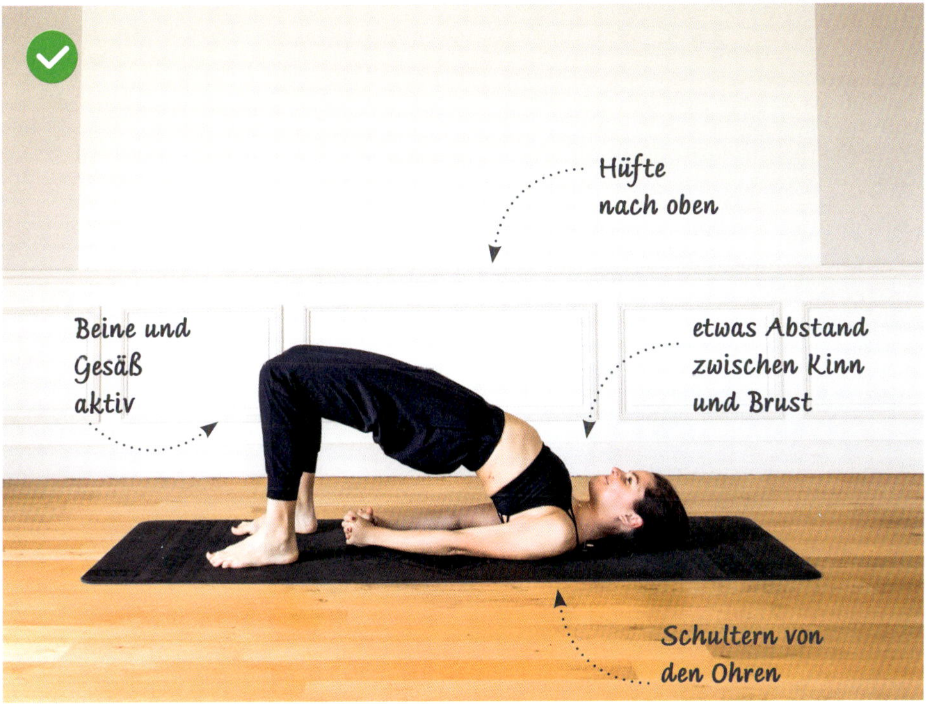

Hüfte
nach oben
Beine und
Gesäß
aktiv
etwas Abstand
zwischen Kinn
und Brust
Schultern von
den Ohren

Knie
auseinander
Kinn an
der Brust
Gesäßmuskeln
locker
Schultern
verkrampft

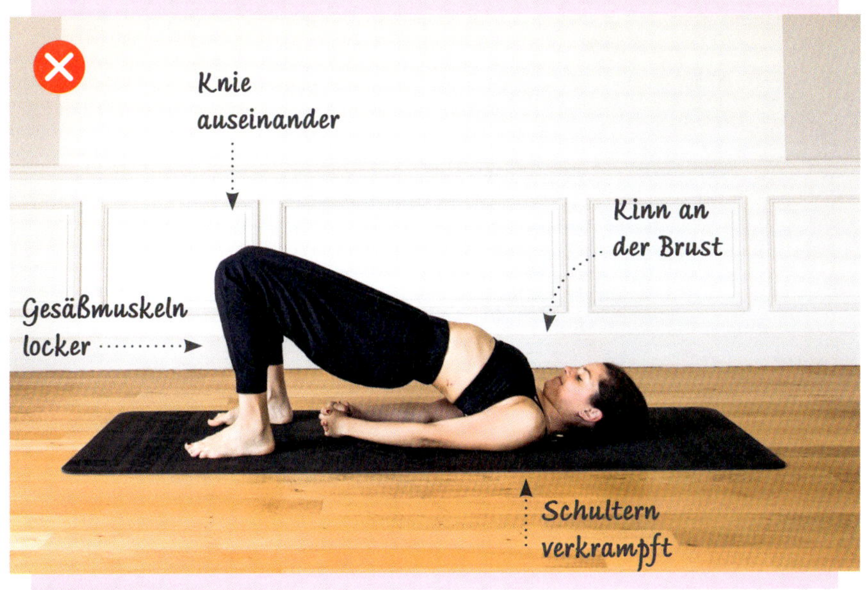

Taube

Eka pada kapoasana

DAUER: *Diese Haltung kann in einer sanften Yoga-übung lange gehalten werden. Im Allgemeinen liegt die Dauer bei zehn bis 15 Atemzügen.*

Diese Haltung ist sowohl für einen intensiven Yoga-Flow als auch für einen sanfteren, langsameren Kurs geeignet. Sie trainiert hauptsächlich die Gelenkigkeit der Hüften.

AUSRICHTUNG

Die beste Ausgangshaltung ist der Herabschauende Hund (S. 8). Führen Sie Knie und Handgelenk derselben Seite zusammen. Der Fuß geht zur anderen Seite auf die Höhe der Hüfte. Senken Sie die Hüfte, bis Sie eine noch erträgliche Dehnung spüren. Die Taube kann je nach Körperbau, Gewohnheit und Gelenkigkeit unterschiedlich intensiv sein. Das vordere Bein ist angewinkelt, das hintere Bein ist gestreckt. Das Gewicht des Körpers liegt in der Mitte und nicht seitlich. Der Blick richtet sich nach vorn, der Oberkörper ist stolz aufgerichtet. Für eine fortgeschrittene Möglichkeit flexen Sie den Fuß des vorderen, angewinkelten Beins und bringen Sie das Schienbein in eine Parallele mit der vorderen Mattenkante.

Kleines Extra

Betrachten Sie diese Haltung als Gelegenheit zur Meditation und zur Beurteilung Ihres körperlichen und seelischen Zustands.

GRUNDSTELLUNG

Sie sitzen auf einer Pobacke, das gegenüberliegende Bein zeigt nach hinten.

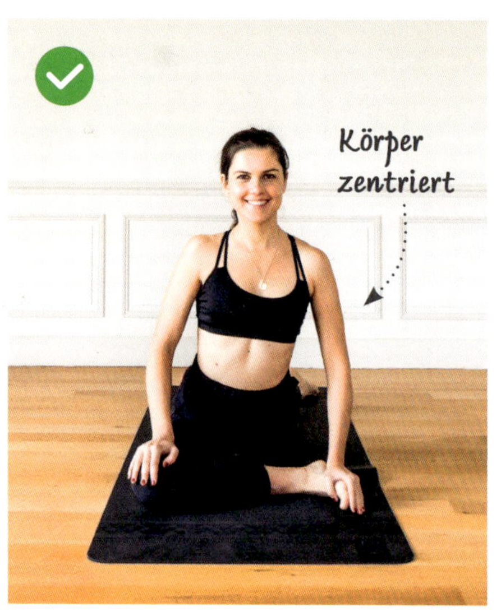

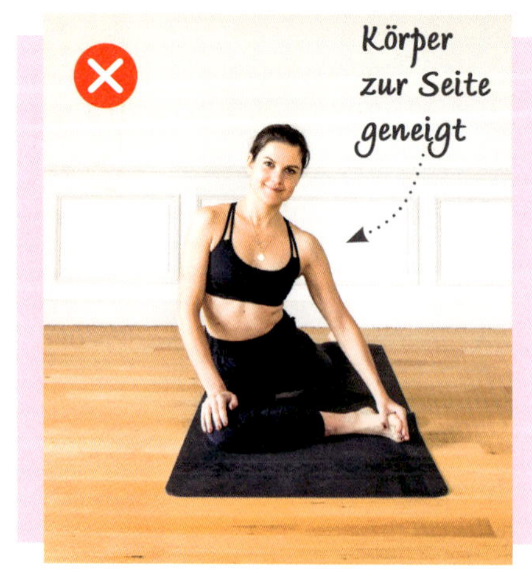

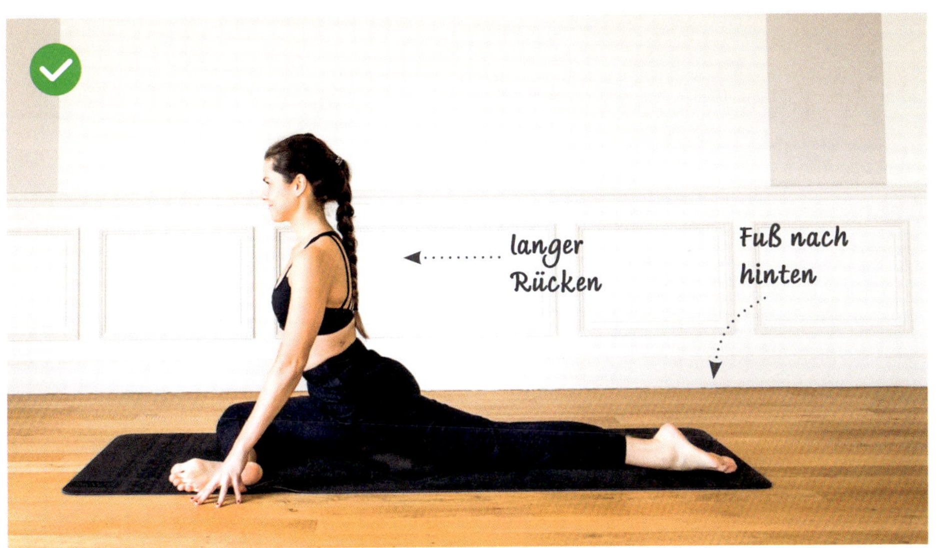

Ø VARIANTE

Diese Haltung wird leichter, wenn Sie die Ferse näher an die Hüfte bringen. Sie können zur Erleichterung einen Yogablock unter die Hüfte auf der Seite des angewinkelten Beins legen. Je mehr das Schienbein des vorderen Beins parallel zur Mattenkante ist, desto intensiver ist die Haltung. Sie können die Brust mehr öffnen, wenn Sie nach oben schauen. Zur Entspannung oder Erleichterung führen Sie die Hände nach vorn auf den Boden und senken Sie den Oberkörper über dem angewinkelten Bein zum Boden.

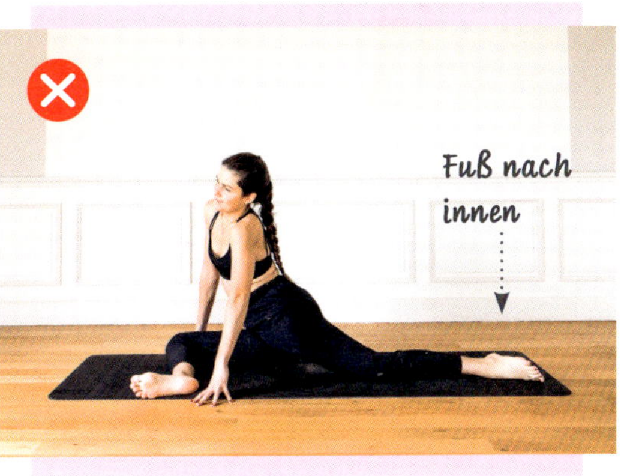

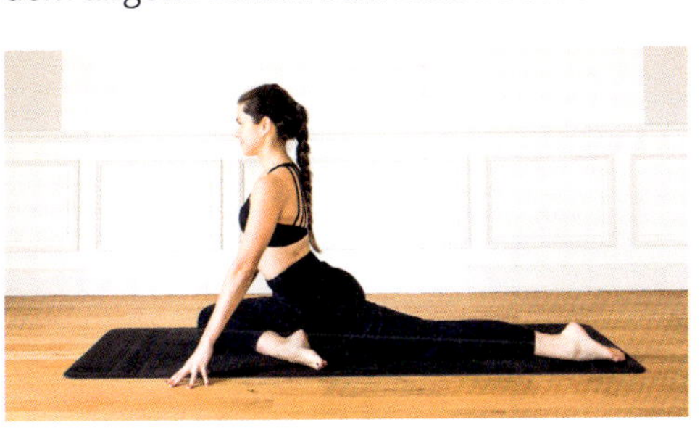

KURZ UND KNAPP

Diese Haltung erfordert Gelenkigkeit und Geduld, ist aber leicht zu erarbeiten.

Doppelte Taube

Agnistambhasana

DAUER: *Diese Haltung kann fünf bis zehn Atemzüge lang gehalten werden.*

Diese Hüftdehnung ist ein hervorragendes Mittel gegen verschiedene Rückenschmerzen.

GRUNDSTELLUNG

Sie sitzen am Boden, beide Beine sind angewinkelt.

AUSRICHTUNG

Winkeln Sie ein Bein an, der Fuß ist geflext, das Knie zeigt zum Boden. Das andere Bein wird darüber gelegt. Versuchen Sie, die beiden Schienbeine in eine Linie zu bringen. Sehr häufig berührt das obere Knie, manchmal berührt auch das untere Knie den Boden nicht. Das ist normal, es genügt dann, die optimale Dehnung zu finden. Überanstrengen Sie die Knie nicht. Die Füße sind geflext. Die Schienbeine sind parallel zueinander.

VARIANTE

Zur Erleichterung können Sie Yogablöcke unter die Knie legen.

KURZ UND KNAPP

Die zwei Schienbeine sind parallel und liegen aufeinander, auch wenn das Knie oben bleibt.

Kleines Extra

Um die Wirkung zu verstärken, drücken Sie die Pobacke des oberen Beins zum Boden, in den Boden hinein. Sie können sich auch nach vorn beugen, um die Dehnung zu verstärken.

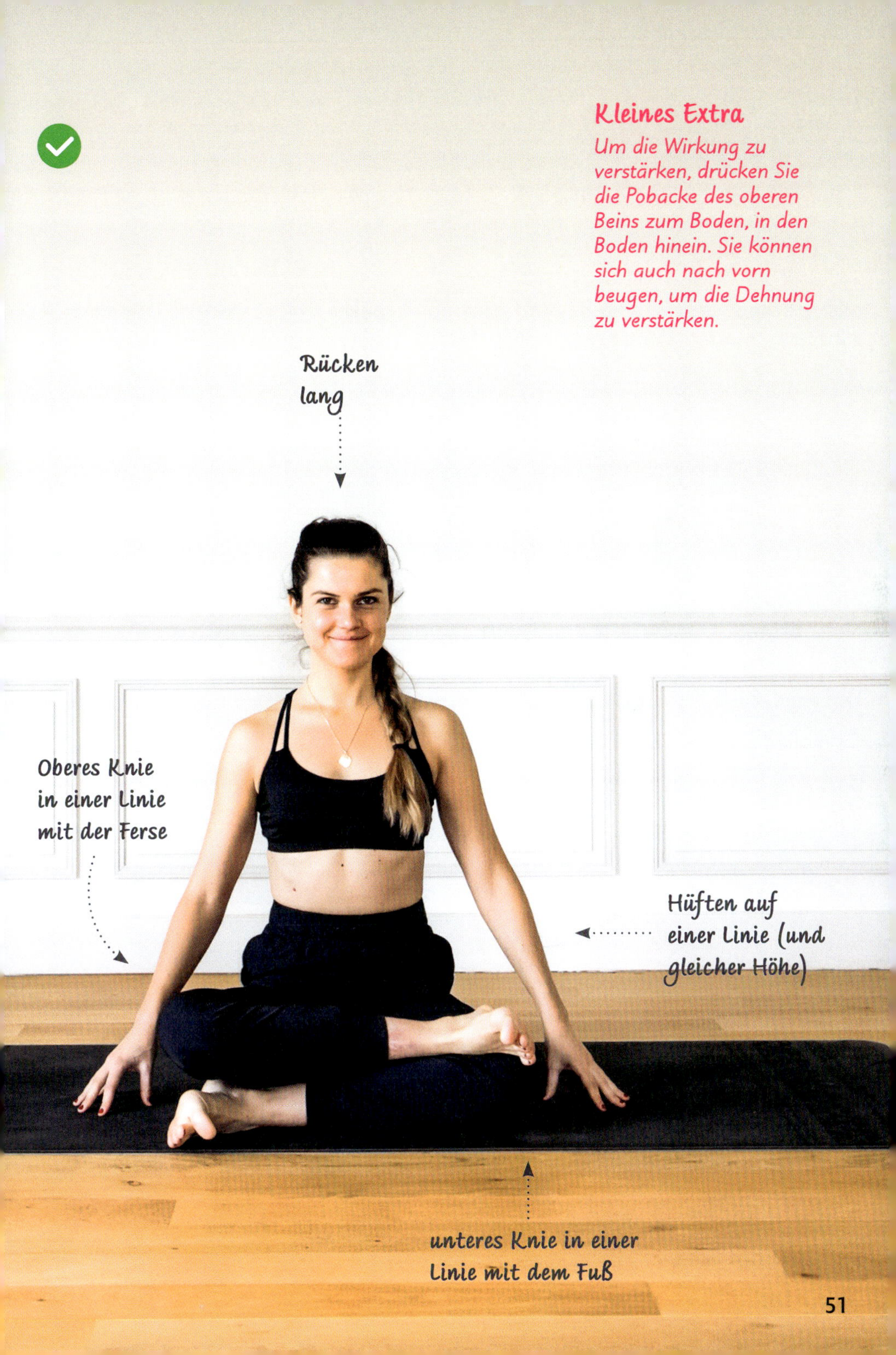

Rücken lang

Oberes Knie in einer Linie mit der Ferse

Hüften auf einer Linie (und gleicher Höhe)

unteres Knie in einer Linie mit dem Fuß

Kopfstand

Sīrsasana

DAUER: *Diese Haltung wird traditionellerweise zwischen zehn und 15 Atemzüge lang gehalten. Das ist lang. Sie können anfangs auf fünf reduzieren.*

Inversionshaltungen wirken der Schwerkraft entgegen. Wenn die Beine über dem Kopf stehen, wird das ganze lymphatische System entwässert. Diese Haltung ist ein gutes Training für Stabilität, Propriozeption (Wahrnehmung des eigenen Körpers im Raum) und Bauch- und Rückenmuskulatur.

GRUNDSTELLUNG

Stützen Sie sich auf den Kopf und die Unterarme. Auf dem Kopf lastet nur wenig Gewicht. Die Unterarme sind zur Unterstützung da. Der Kopf stützt sich in der Mitte, leicht nach vorn geneigt, auf dem Boden ab.

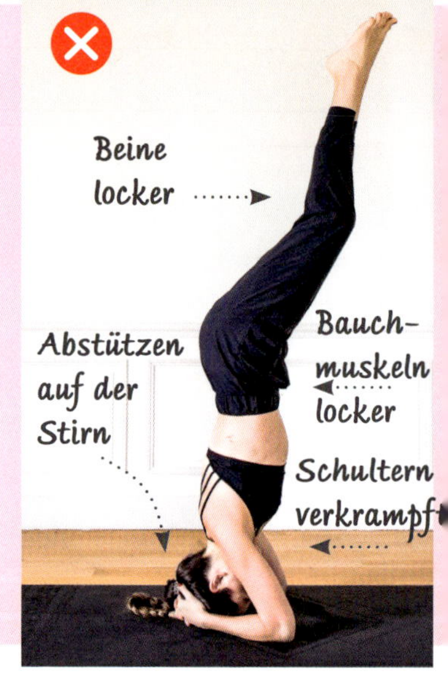

AUSRICHTUNG

Man beginnt auf den Knien. Umfassen Sie mit den Händen Ihre Ellbogen, um den Raum kennenzulernen, den Sie brauchen, um die Unterarme auf den Boden zu stützen. Danach öffnen Sie die Hände und verschränken die Finger, formen mit den Handflächen eine Vertiefung für den Kopf und heben die Daumen zur Zimmerdecke. Legen Sie den Kopf in die Vertiefung. Die vordere Mitte des Kopfes liegt am Boden. Bringen Sie die Füße so nahe wie möglich an den Kopf heran. Auf gar keinen Fall dürfen Sie Schwung nehmen oder ein Bein nach oben werfen, um hoch zu kommen. Wenn es Ihnen gelingt, den Po in eine Linie mit den Schultern zu bringen (das erfordert Gelenkigkeit und Kraft), heben sich die Füße ganz natürlich vom Boden. Sie können einen Fuß anheben und die Ferse in Richtung Po bewegen und dann wechseln, damit Sie sich an die Haltung gewöhnen. Fahren Sie damit fort, bis die Füße sich leicht vom Boden lösen. Winkeln Sie die Beine an, um die Brust gegen die Schenkel zu pressen. Danach strecken Sie allmählich die Beine und suchen dabei die Ausrichtung, die für das Gleichgewicht nötig ist. Diese Arbeit erfordert viele Versuche. Für die ersten Versuche können Sie sich nahe an eine Mauer begeben. Wenn Sie umfallen, ist das nicht gefährlich (außer bei sehr schlechter Ausrichtung), nur etwas unangenehm, vor allem für die Hände.

Füße zur
Zimmer-
decke
Beine
gestreckt und
angespannt
Bauch-
muskeln
aktiv
Stützpunkt
Kopfmitte/
Vorderseite
Schultern
von den
Ohren weg

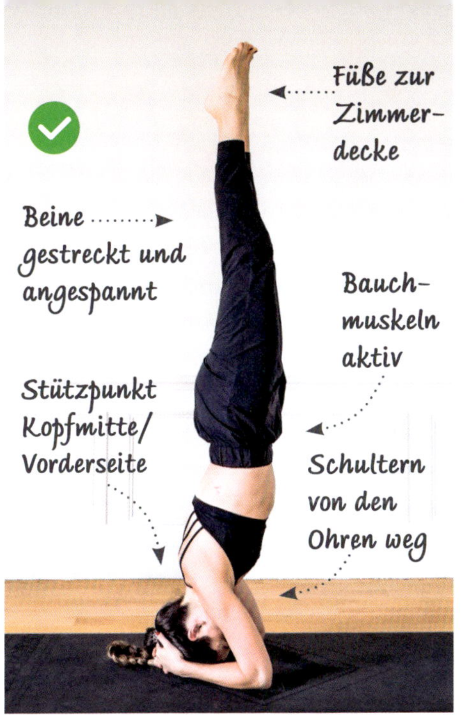

KURZ UND KNAPP

Für diese Haltung brauchen Sie vor allem Geduld. Durch Übung wird sich der Körper daran gewöhnen. Wenn Sie noch keine Gymnastik oder einen anderen Sport gemacht haben, bei dem der Kopf unten ist, denken Sie daran, dass der Körper Zeit braucht, um sich daran zu gewöhnen.

Kleines Extra

Richten Sie Ihren Blick in die Weite, und versuchen Sie beim Absenken die Beine gerade zu halten, bis Sie die Füße behutsam auf den Boden setzen.

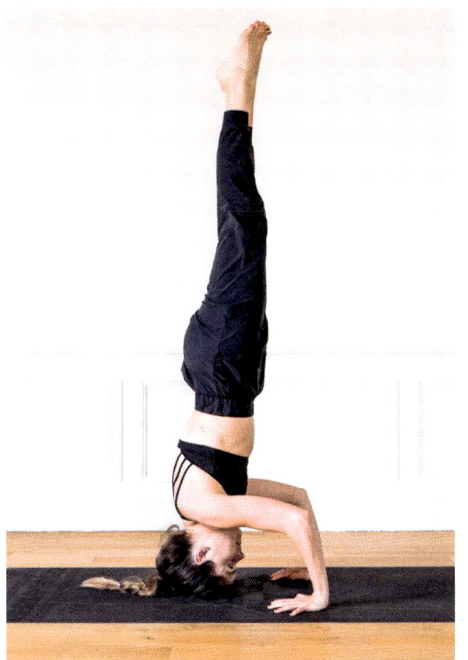

Ø VARIANTE

Wenn Sie sich im Kopfstand auf den Unterarmen sicher fühlen, können Sie auch die Version Dreistand versuchen. Hier liegen die Hände flach auf dem Boden. Kopf und Hände bilden ein Dreieck. Die ideale Ausgangshaltung hierfür ist die Vorbeuge im weiten Spreiz (siehe S. 32). Die Ellbogen sind in einer Linie mit den Handgelenken und zeigen nicht nach außen.

Der Rest des Körpers behält dieselbe Ausrichtung wie für die klassische Version. Diese Haltung ist kontraindiziert bei Bluthochdruck, bestimmten Augenproblemen (Glaukom, Ablösung der Netzhaut), Problemen mit der Halswirbelsäule, Venenentzündungen und während der Menstruation.

Kopf zum Knie

Janur sirsasana

DAUER: *im Allgemeinen fünf bis zehn Atemzüge*

Diese Haltung dehnt die Rückseite des gestreckten Beins sowie die Hüfte auf der Seite des angewinkelten Beins. Sie wird oft nach der Sitzenden Vorbeuge (siehe S. 16) ausgeübt.

GRUNDSTELLUNG

Sie sitzen auf dem Boden, beide Beine sind gestreckt, die Füße geflext.

AUSRICHTUNG

Führen Sie ein Knie zur Brust. Das Bein ist also angewinkelt, der Fuß kommt so weit wie möglich an die Hüfte heran. Öffnen Sie das Knie zur Seite (nach rechts für das rechte, nach links für das linke Knie). Das andere Bein bleibt gestreckt, der Fuß immer geflext. Wie bei der Sitzenden Vorbeuge bleibt der Rücken ganz gerade, man macht sich groß.

VARIANTE

Die Haltung wird leichter, wenn Sie die Hände jeweils seitlich neben das gestreckte Bein legen und dabei den Rücken lang und gerade machen. Sie können einen Gurt zu Hilfe nehmen, den Sie um den Fuß des gestreckten Beins legen, oder auch ein Kissen oder einen Yogablock unter den Oberschenkel des angewinkelten Beins legen, um die Hüfte zu entlasten, wenn der Oberschenkel den Boden nicht berührt.

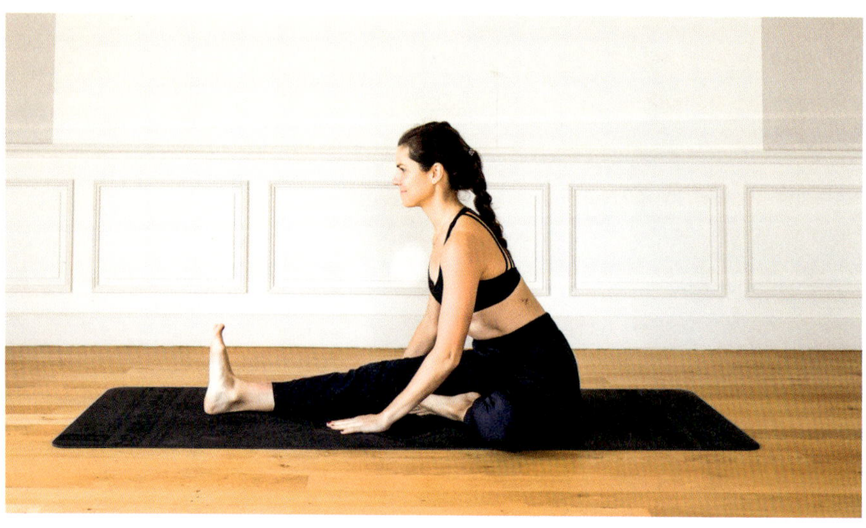

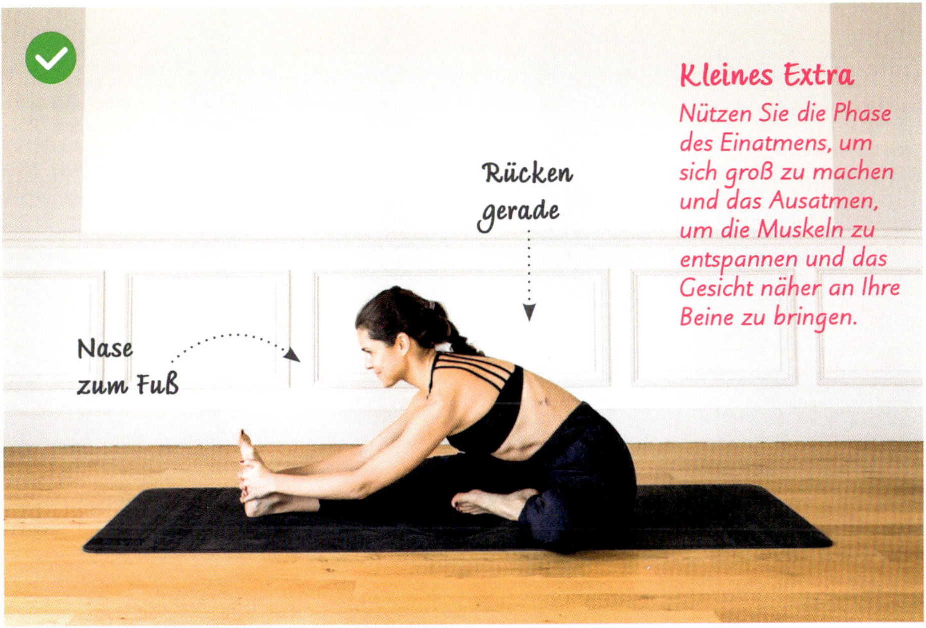

Rücken gerade

Nase zum Fuß

Kleines Extra

Nützen Sie die Phase des Einatmens, um sich groß zu machen und das Ausatmen, um die Muskeln zu entspannen und das Gesicht näher an Ihre Beine zu bringen.

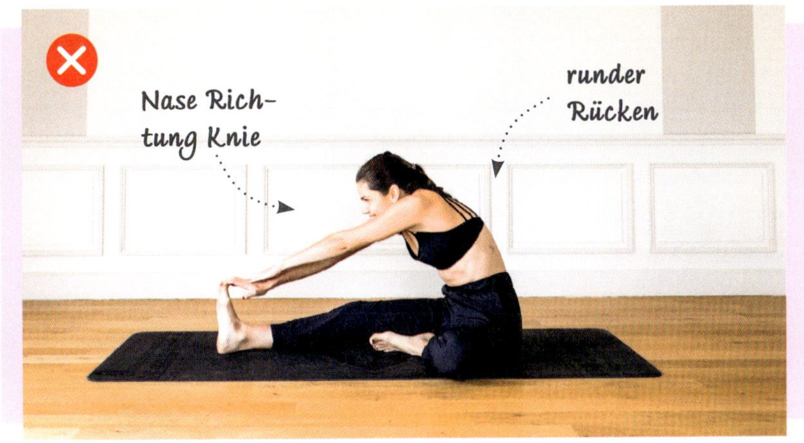

KURZ UND KNAPP

Genau wie für die Sitzende Vorbeuge gilt: Man hält den Rücken gerade, ein Bein ist gebeugt, die Atmung langsam und tief.

Albatros

Eka pada kaundinyasana II

DAUER: *Diese Haltung kann als Übergang ausgeübt werden und dauert dann einen einzigen Atemzug. Als eigenständige Haltung wird sie drei bis fünf Atemzüge lang gehalten.*

Diese Armbalance fordert den ganzen Körper, vor allem die Gelenkigkeit der Beine, die Bauch- und Rückenmuskeln und die Kraft der Arme und des Rückens.

AUSRICHTUNG

Beginnen Sie am besten mit dem Brett (siehe S. 62), Arme und Beine gestreckt. Führen Sie ein Knie zum Arm (rechtes Knie zum rechten Arm, linkes Knie zum linken Arm). Winkeln Sie die Arme wie in der Bretthaltung mit gebeugten Armen (Chaturanga, siehe S. 64) an und legen Sie dabei das Knie des angewinkelten Beins an den Trizeps. Verlagern Sie das Körpergewicht nach vorn. Irgendwann hebt sich das hintere Bein. Das Gewicht des angewinkelten Beins liegt auf dem Trizeps.

GRUNDSTELLUNG

Sie stützen sich auf die Hände, die Arme sind im 90°-Winkel gebeugt. Ein Bein stützt sich auf den Trizeps, das andere ist nach hinten gestreckt.

Kleines Extra

Hier geht alles darum, das Körpergewicht zu verteilen. Sie können trainieren, es immer mehr nach vorn zu verlagern. Die Hüfte auf der Seite des gestreckten Beins sollte nicht auf dem Ellbogen oder Arm aufliegen, aber übungshalber können Sie es tun. Das darf nur für einen kurzen Moment sein, denn der Ellbogen sollte kein so großes Gewicht tragen.

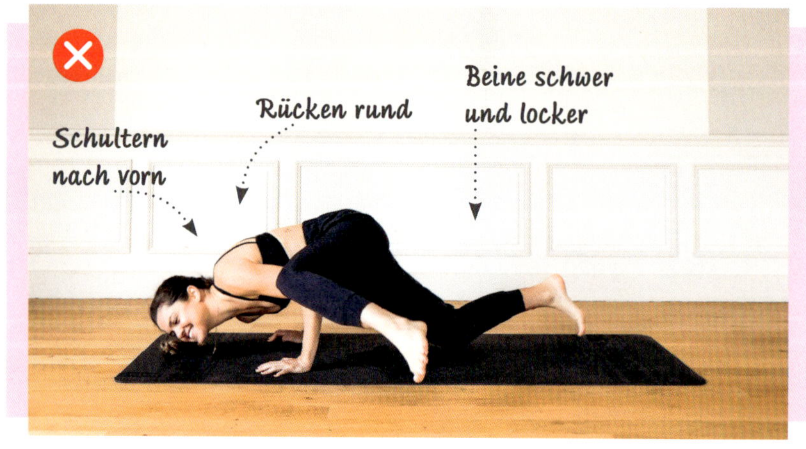

Schultern
vom Boden
entfernt
Rücken lang
und angespannt
Beine
gestreckt
Bauchmuskeln aktiv

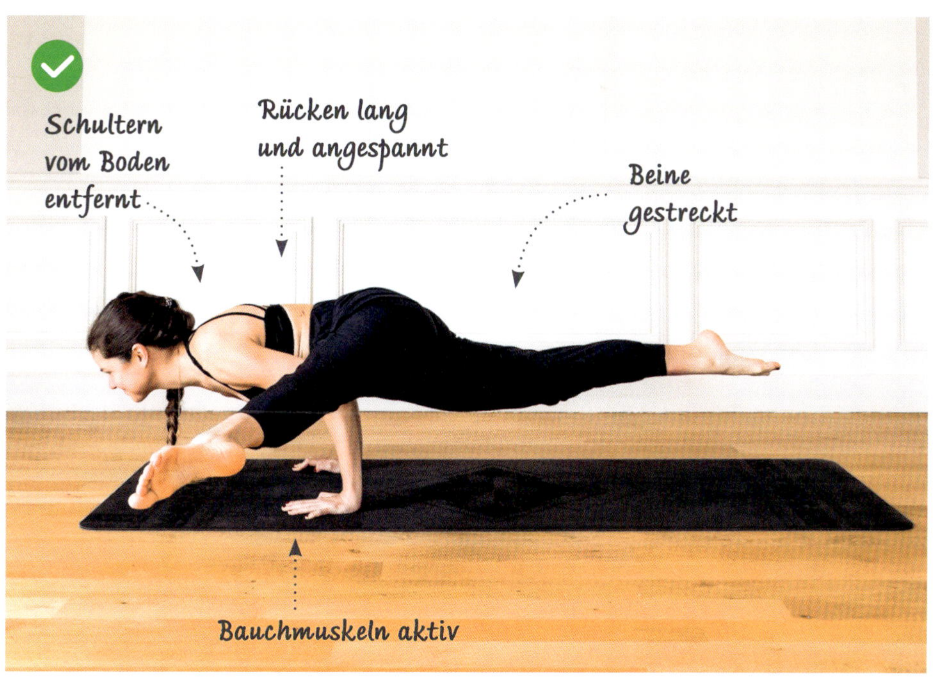

Ø VARIANTE

Wenn Sie den hinteren Fuß nicht vom Boden heben können, ist der Körper einfach noch nicht dazu bereit. In diesem Fall können Sie zunächst mit dem Knie Richtung Brust arbeiten. Das dient als Krafttraining. Dann legen Sie das Knie an den Trizeps, nachdem Sie die Arme gebeugt haben. Durch dieses Krafttraining, lernt der Körper, wie das Gewicht verteilt werden muss, damit Sie den hinteren Fuß heben können.

KURZ UND KNAPP

Diese Balancehaltung auf Händen erfordert ein wenig Geduld mit sich, wenn man Anfänger ist. Sie ist nicht für alle sofort machbar. Die Haltung Chaturanga ermöglicht es Ihnen, die Hüften zu öffnen und Ihre Bauch- und Rückenmuskulatur nach Ihrem Rhythmus zu kräftigen.

Halber Spagat

Ardha hanumasana

DAUER: *im Allgemeinen fünf bis zehn Atemzüge*

Diese intensive Dehnung der Rückseite der Oberschenkel ist eine hervorragende Vorbereitung für den Spagat. Auch wenn man den Spagat beherrscht, hat der Halbe Spagat seine Vorteile.

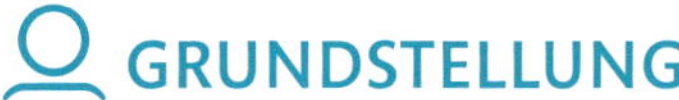

GRUNDSTELLUNG

Man stützt sich auf ein Knie und die Ferse des gegenüberliegenden Beins. Die Hände sind auf dem Boden, um den Oberkörper aufgerichtet und den Rücken gerade zu halten.

AUSRICHTUNG

Strecken Sie das vordere Bein, das hintere Bein ist angewinkelt, Schienbein und Knie sind am Boden. Der hintere Fuß kann nach Belieben ausgestreckt oder gebeugt werden (abhängig davon, wie es für das Knie auf dem Boden bequemer ist). Der Fuß des vorderen Beins ist angezogen. Dies aktiviert die vorderen Beinmuskeln und verstärkt das Dehnungsgefühl. Drücken Sie die Hüfte auf der Seite des gestreckten Beins nach hinten, denn sie wird dazu neigen, nach vorn und nach unten auszuweichen. Der Rücken ist ganz gerade, die Schultern sind von den Ohren entfernt.

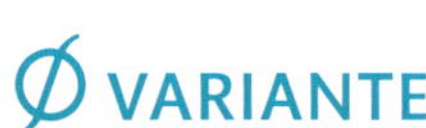

VARIANTE

Das vordere Bein wird angewinkelt, damit der Rücken ganz gerade bleibt.

KURZ UND KNAPP

In dieser intensiven Dehnungshaltung ist es wichtiger, dass Sie die Empfindungen auf der Rückseite des ausgestreckten Beins spüren als darauf zu achten, wie das Ergebnis aussieht. Sie können also diese Pose anpassen und das vordere Bein beugen, solange der Rücken gerade bleibt.

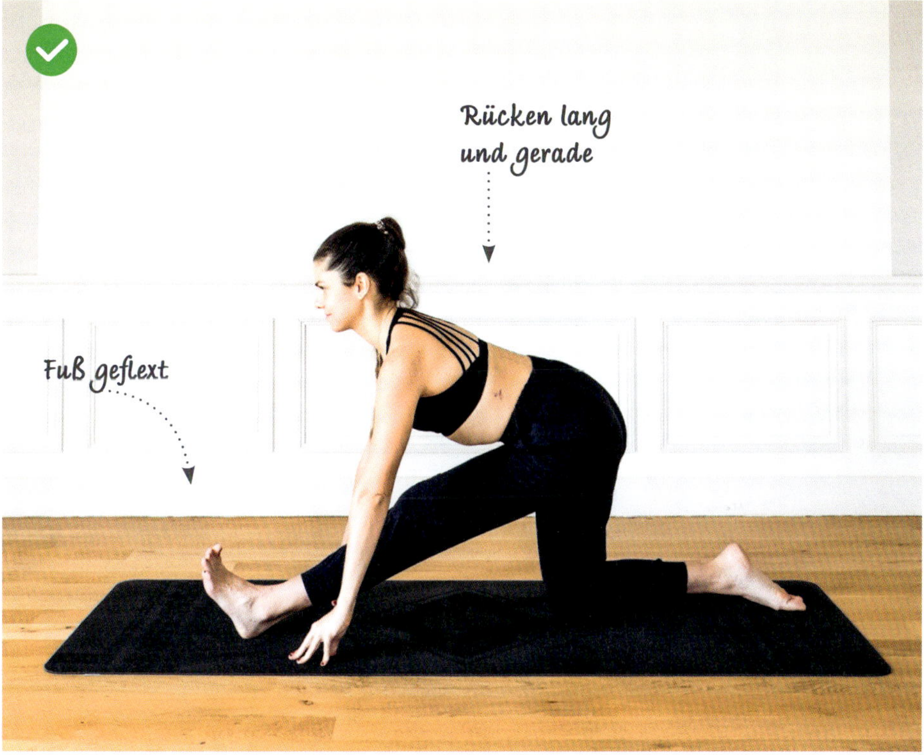

Rücken lang
und gerade

Fuß geflext

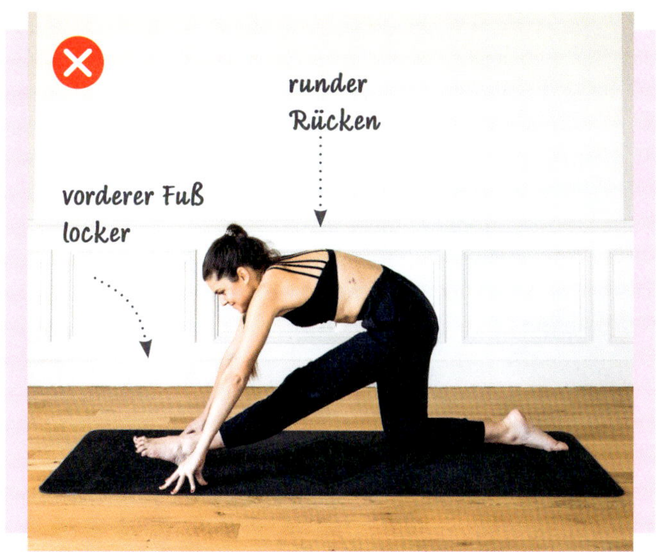

Kleines Extra

Um die Haltung schwieriger zu machen, können Sie die vordere Ferse in den Boden drücken. Sie können den vorderen Fuß auch nach rechts oder links richten, um neue körperliche Empfindungen zu suchen.

Delfin

Ardha pincha mayurasana

DAUER: *Diese Haltung wird im Allgemeinen fünf bis 15 Atemzüge lang gehalten, je nach gewünschter Intensität.*

Diese Haltung stärkt die Schultern und macht die Rückseite der Beine geschmeidig und biegsam.

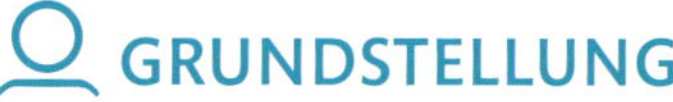

GRUNDSTELLUNG

Sie stützen sich auf die Unterarme (vom Ellbogen bis zu den Händen) und auf die Füße.

AUSRICHTUNG

Der Delfin ähnelt dem Herabschauenden Hund (siehe S. 8), jedoch stützen Sie sich auf die Unterarme und nicht auf die Hände. Der Abstand zwischen den Ellbogen ist schulterweit. Die Hände sind flach auf dem Boden, die Unterarme parallel. Die Füße sind auf dem Boden und hüftbreit voneinander entfernt. Achten Sie darauf, dass die Schultern nicht zu den Ohren ziehen. Bewegen Sie die Brust zu den Oberschenkeln. Die Schultern sind dann genügend geöffnet, wenn die Bizepse jeweils seitlich der Ohren sind. Der Rücken ist so gerade wie möglich, die Wirbelsäule gut gestreckt und der Hals lang. Der Blick geht zu den Füßen. Die Bauchmuskeln sind angespannt, der Nabel ist zur Wirbelsäule hin eingezogen.

Kleines Extra

Wenn die Schultern beweglich genug sind, können Sie auch trainieren, die Brust noch weiter an die Oberschenkel heranzudrücken. Vielleicht gehen die Ohren weiter hinter die Bizepse.

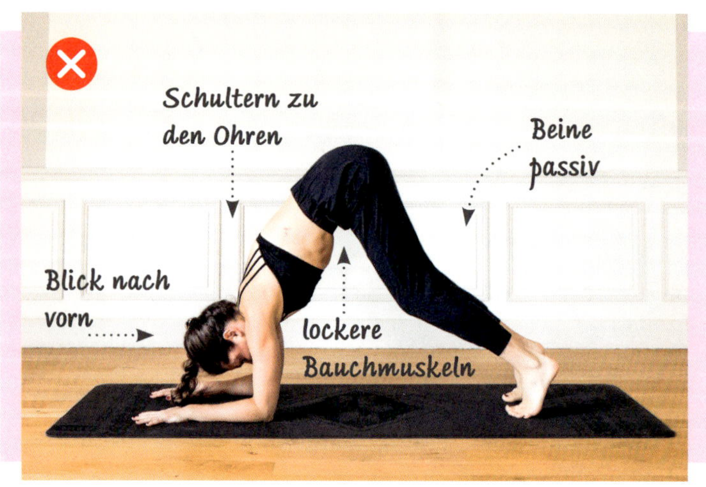

Schultern von den Ohren weg
Beine angespannt
Blick zu den Füßen
aktive Bauchmuskeln

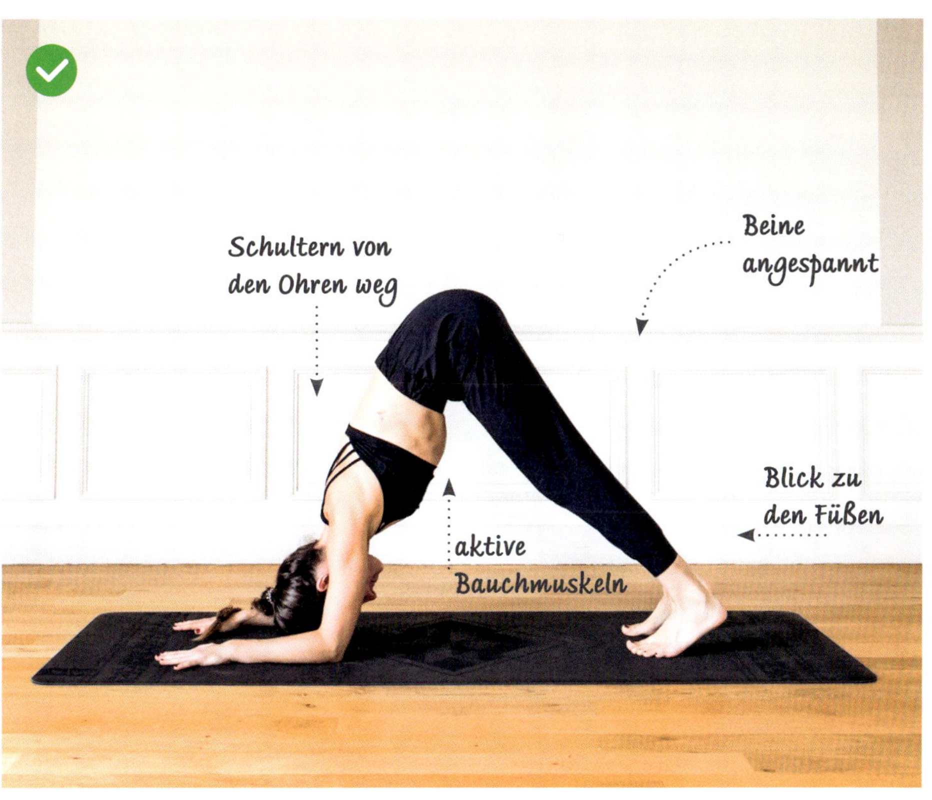

VARIANTE

Als Variante können Sie die Beine anwinkeln, damit der Rücken so gerade wie möglich ist.

KURZ UND KNAPP

Diese Haltung stärkt die Schultern, dehnt sie aber auch, ebenso wie die Rückseite der Schenkel. Es ist wichtig, dass die Wirbelsäule gestreckt ist und die Bauchmuskeln aktiv sind.

Brett

Phalakasana

DAUER: *Diese Haltung wird im Allgemeinen fünf bis 20 Atemzüge lang gehalten, je nach gewünschter Intensität.*

Das Brett wird nicht nur im Yoga verwendet. Es ist unter dem Begriff »Plank« als Training für Bauch- und Rückenmuskulatur bekannt. Es kräftigt den ganzen Beckengurt sowie die Beine, die standfest bleiben müssen, und die Schultern.

AUSRICHTUNG

Die Beine sind gerade und angespannt. Die Schultern befinden sich über den Handgelenken und werden vorwärtsgeführt (Protraktion): Indem Sie die Brust vom Boden heben, wird der obere Rücken leicht gerundet. Der Rücken bleibt so gerade wie möglich, d.h. Sie machen kein Hohlkreuz. Sie ziehen den Bauchnabel in Richtung der Wirbelsäule ein. Der Nacken ist lang. Der Blick geht nicht nach vorn, sondern zum Boden. Die Schultern sind nicht an den Ohren.

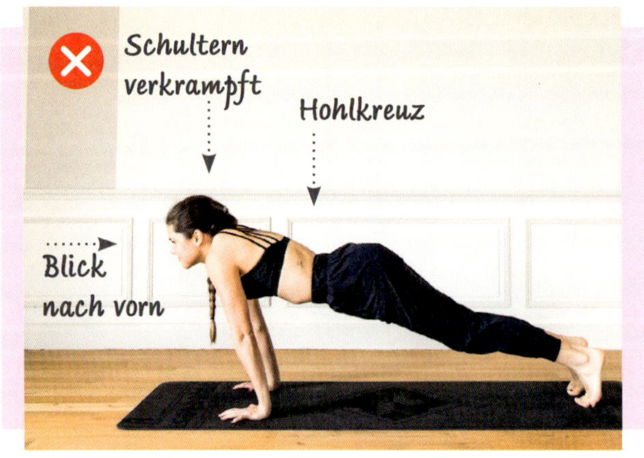

GRUNDSTELLUNG

Sie stützen sich auf Hände und Füße. Die Hände sind schulterweit auseinander, die Füße hüftbreit.

VARIANTEN

Wenn Sie ein Hohlkreuz machen, kompensieren Sie vielleicht die Tatsache, dass der Körper, d. h. hauptsächlich der Beckengurt, noch nicht für diese Haltung bereit ist. In diesem Fall ist es am besten, die Knie zur Erleichterung auf den Boden zu legen. Zur Intensivierung der Übung können Sie die Schultern über die Handgelenke hinaus nach vorn schieben. Sie können auch ein Knie zum Ellbogen der gleichen oder der gegenüberliegenden Seite führen. Eine ähnliche Übung, die jedoch andere Körperempfindungen auslöst, ist das Brett mit gebeugten Armen (Chaturanga). In diesem Fall sind die Ellbogen unter den Schultern, die Unterarme sind parallel, die Finger zeigen nach vorn, die Hände liegen flach auf dem Boden.

Schultern von
den Ohren weg
Rücken gerade
Blick
zum
Boden

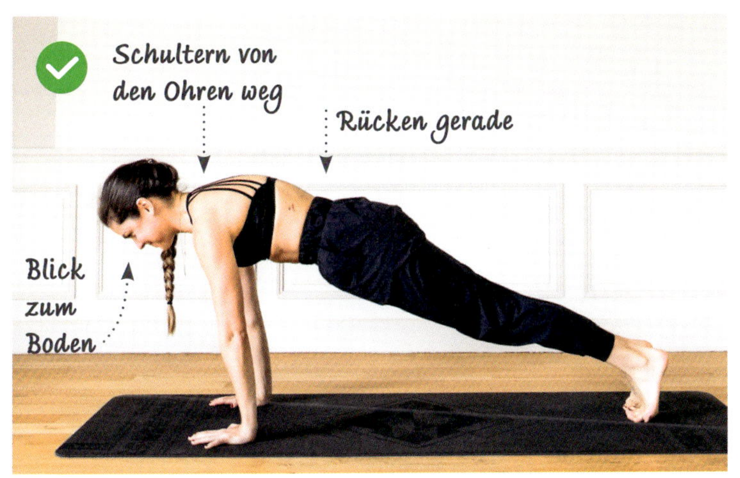

Kleines Extra

Wenden Sie diese Haltung an, um den ganzen Körper zu stärken, und als einen Moment der Meditation. Halten Sie die Pose eine Minute ohne sich zu bewegen, mit starrem Blick.

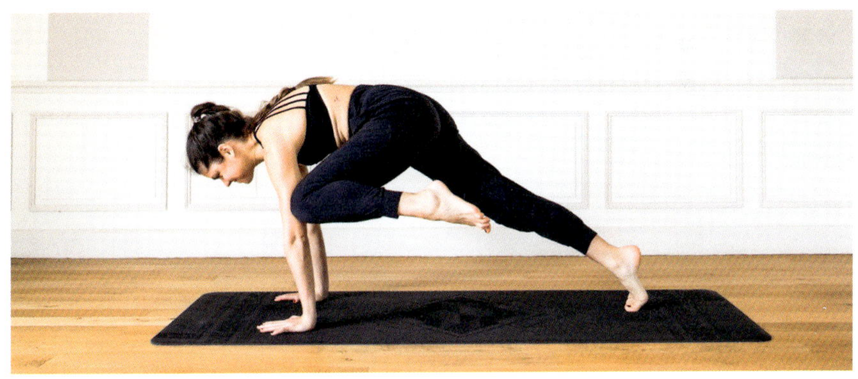

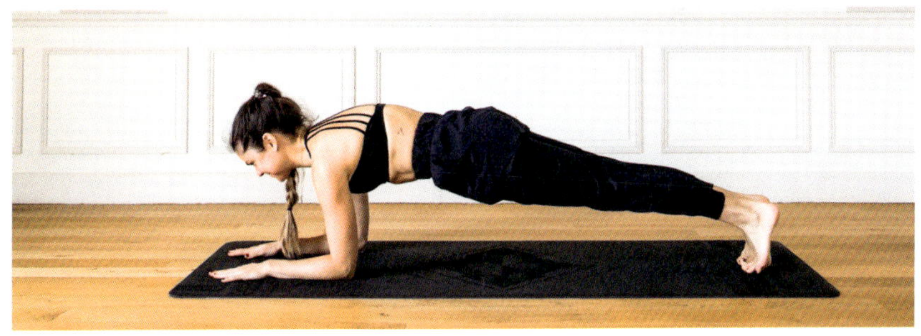

KURZ UND KNAPP

Die Bretthaltung trägt ihren Namen mit Recht: Sie müssen so gerade und stabil sein wie ein Brett.

Brett mit gebeugten Armen

Chaturanga

Diese Übergangshaltung ist ein wirksames Training zur Kräftigung der Arme. Sie trainieren damit außerdem die Stabilität des ganzen Körpers.

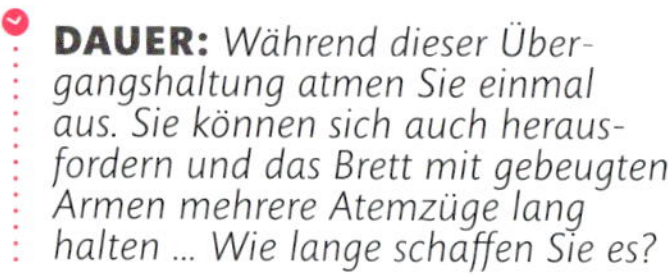

DAUER: *Während dieser Übergangshaltung atmen Sie einmal aus. Sie können sich auch herausfordern und das Brett mit gebeugten Armen mehrere Atemzüge lang halten … Wie lange schaffen Sie es?*

AUSRICHTUNG

Die Hände sind am Boden, die Arme sind gestreckt. Sie drücken mit den Händen in den Boden, als wollten Sie den oberen Rücken leicht runden (Protraktion der Schultern). Der Bauchnabel ist zur Wirbelsäule hin eingezogen. Die Beine sind gestreckt und angespannt. Die Fersen sind über den Zehen.
Die Ellbogen werden beim Ausatmen angewinkelt, um den Oberkörper näher an den Boden zu bringen. Die Schultern sind in Distanz zu den Ohren, die Ellbogen sind dicht am Körper.

GRUNDSTELLUNG

Ausgangsposition ist das Brett (siehe S. 62). Sie stützen sich auf die Hände, die schulterweit voneinander entfernt sind, und auf die Füße, die hüftbreit auseinander oder aneinander stehen.

VARIANTE

Sie können diese Haltung auch mit den Knien auf dem Boden ausüben. Dadurch gewinnen Sie genügend Kraft in den Armen, um Chaturanga gut auszuführen. Es ist besser, die Knie aufzusetzen und sich in einer geraden Linie und mit Abstand der Schultern zu den Ohren zu senken, als die Ausrichtung für gestreckte Beine zu opfern.

KURZ UND KNAPP

Chaturanga ist eine Übergangshaltung, die sehr viel Kraft erfordert. Sie ist auch ein hervorragendes Mittel, um Geduld und konsequente, gründliche Arbeit zu trainieren.

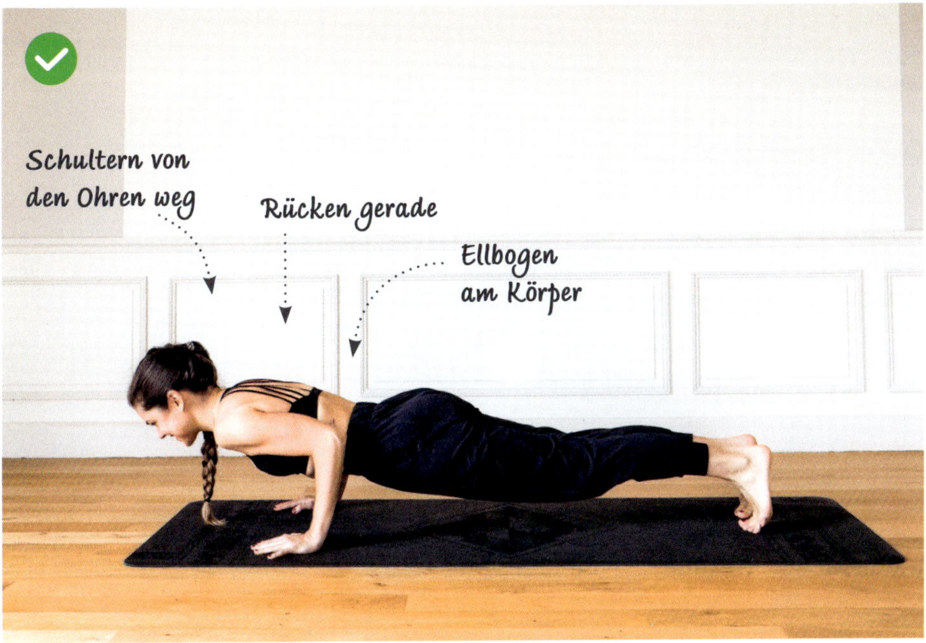

Schultern von
den Ohren weg
Rücken gerade
Ellbogen
am Körper

Kleines Extra

Üben Sie, sich mit guter Ausrichtung zu senken (Knie am Boden oder mit gestreckten Beinen) und gehen Sie für eine noch intensivere Übung in das Brett über!

Schultern
nach vorn
Hohlkreuz

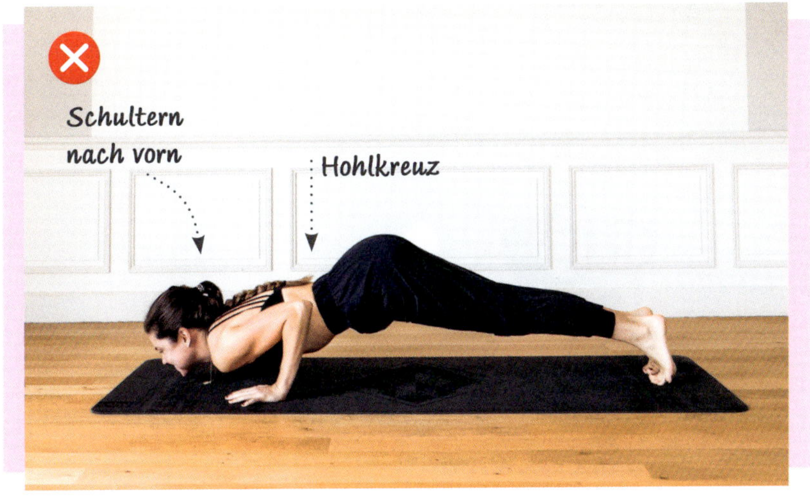

Seitstütz

Vasisthasana

Dieses Training für Bauch- und Rückenmuskulatur, bekannt aus der Fitnessgymnastik, ist eine Yogahaltung, die in eine Reihe weiterer Haltungen übergeht (Vinyasa-Flow).

DAUER: *Diese Haltung kann als Übergang bei einmaligem Ein- oder Ausatmen verwendet werden. Sie kann jedoch auch als Stärkungshaltung angewandt werden. In diesem Fall halten Sie die Pose fünf, dann zehn Atemzüge lang, solange Sie spüren, dass Sie das Becken oben halten können, ohne dabei abzusetzen oder die Schultern zu den Ohren zu ziehen.*

GRUNDSTELLUNG

Sie stützen sich auf eine Hand und den Fuß auf der Seite der Stützhand. Die Hand ist unter der Schulter.

AUSRICHTUNG

Die Finger zeigen zur Oberkante der Matte. Der Arm ist gestreckt. Die Schultern sind geöffnet. Die obere Schulter senkt sich nicht zum Boden. Der Nacken ist lang.
Achten Sie darauf, dass die Hüften vom Boden entfernt sind und ziehen Sie dafür die äußeren schrägen Bauchmuskeln zusammen. Beide Beine sind gestreckt und angespannt.

Kleines Extra

Heben Sie das obere Bein nach oben, um das Gleichgewicht herauszufordern.

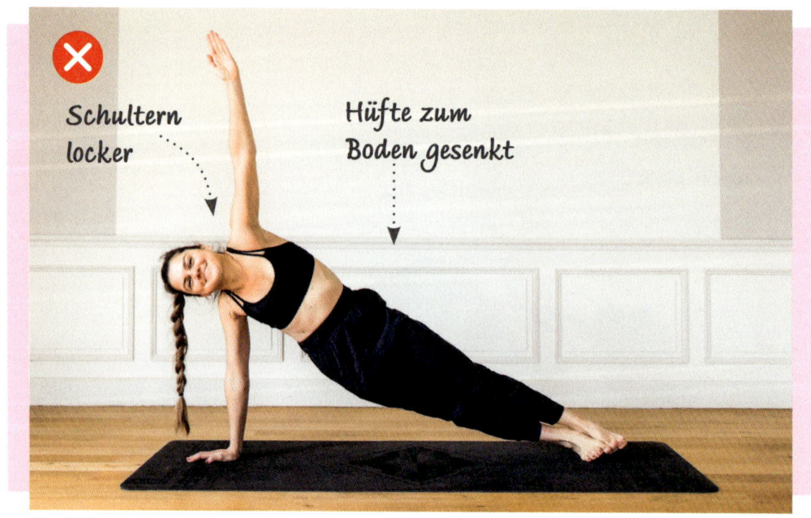

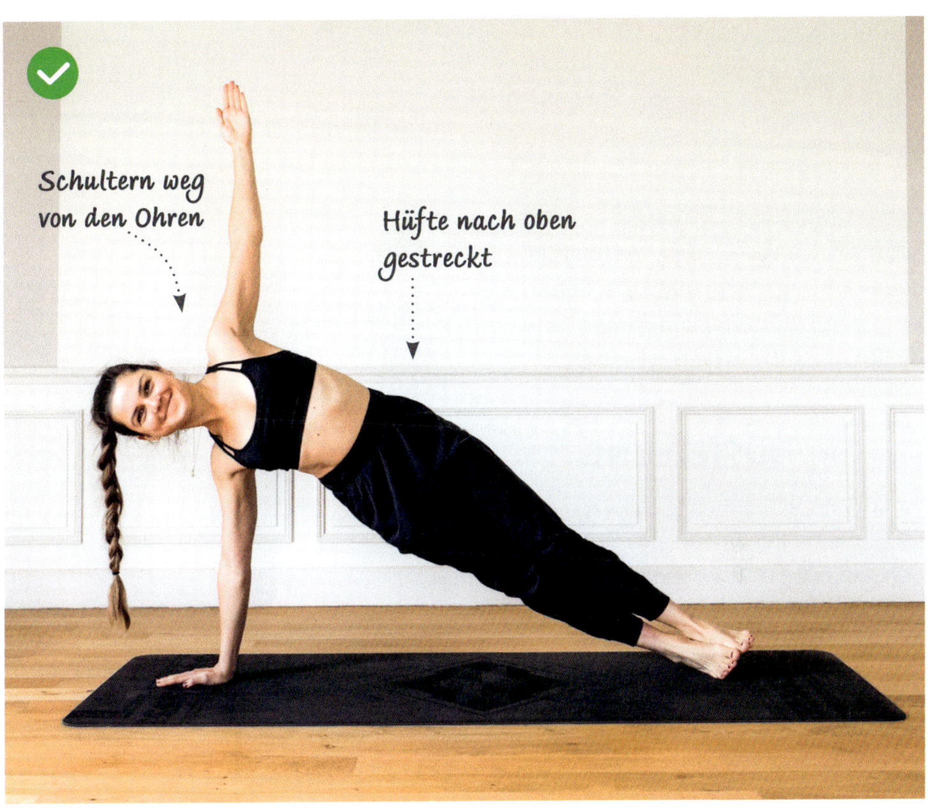

Ø VARIANTEN

Sie können zur Erleichterung das untere Knie auf den Boden setzen, damit der Körper weniger Gewicht zu stützen hat. Sie können auch den oberen Fuß nach vorn und den unteren Fuß nach hinten bringen. Die Haltung ist aber intensiver, wenn beide Füße aufeinander liegen.

KURZ UND KNAPP

Konzentrieren Sie sich auf Kraft und Stabilität. In einem Yoga-Vinyasa-Flow ist dies sehr nützlich, damit Sie die Bewegungen fließend ausführen können.

Kamel

Ustrasana

DAUER: *Diese Haltung wird im Allgemeinen fünf bis zehn Atemzüge lang gehalten.*

Diese Übung zur Öffnung der Brust kann anstrengend sein, wenn man keine Übung darin hat, die Schultern nach hinten zu nehmen und die Brust nach vorn zu schieben.

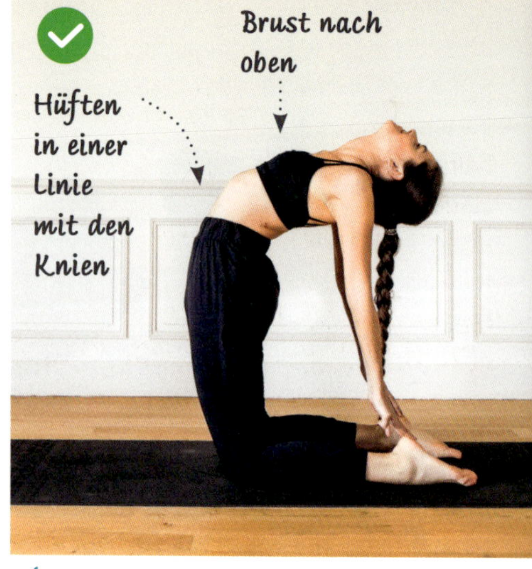

GRUNDSTELLUNG

Sie stützen sich auf die Knie, die Schienbeine liegen auf dem Boden, die Füße sind geflext oder gestreckt. Die Knie befinden sich in hüftbreitem Abstand, Füße und Waden bilden zwei parallele Linien.

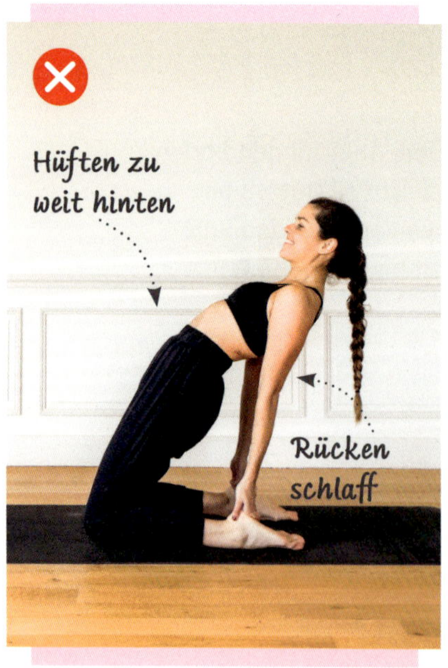

AUSRICHTUNG

Der Oberkörper ist gerade und aufgerichtet, der Nacken lang, die Schultern sind geöffnet. Es ist eine Version der Berghaltung (siehe S. 28) auf Knien. Die Arme liegen am Körper an oder befinden sich in Gebetshaltung vor der Brust. Ziehen Sie den Bauchnabel ein und beginnen Sie, die Brust Richtung Zimmerdecke nach oben zu ziehen. Die Schultern öffnen sich immer mehr nach hinten. Um sicher zu gehen, dass die Haltung wirklich aktiv ist, können Sie die Gesäßmuskeln und die Oberschenkel zusammenziehen. Der Rücken sackt nicht nach hinten ab. Bewahren Sie ein Gefühl für den Raum. Die Hüften müssen über den Knien bleiben, und nicht davor oder dahinter.

Ø VARIANTEN

Vielleicht geht der Blick nach vorn. Wenn der Nacken es zulässt, können Sie versuchen, den Blick nach oben zu richten. Und schließlich können Sie, je nach Tiefe der Haltung, den Blick nach hinten wenden. Sie können die Gebetshaltung beibehalten oder mit den Händen die Fersen berühren, um sich abzustützen. Die Stellung ist mit geflexten Füßen leichter, bei gestreckten Füßen vertieft sich die Öffnung.

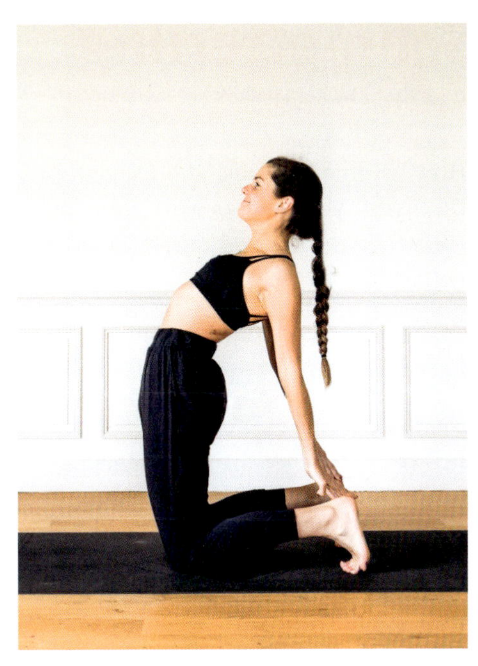

Kleines Extra

Atmen Sie besonders tief ein, um den Brustkorb zu weiten, lockern Sie dann eventuelle Spannungen beim Ausatmen, ohne die Öffnung zu verändern.

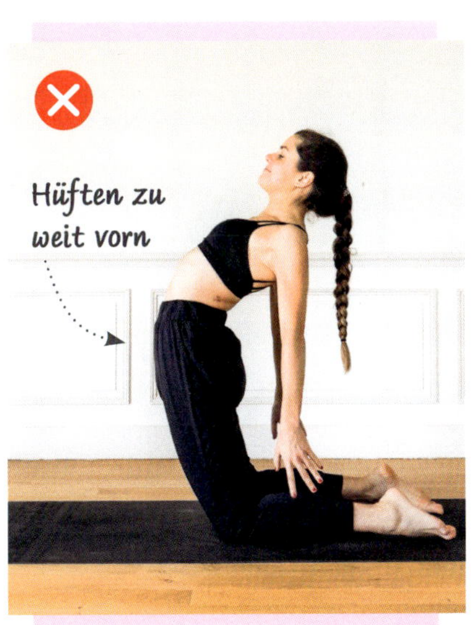

KURZ UND KNAPP

Diese Haltung gibt der Wirbelsäule und den Schultern Raum und Öffnung. Man ist versucht, nach hinten auszuweichen. Der eingezogene Bauchnabel und aktive Bauchmuskeln helfen, das Raumgefühl aufrechtzuerhalten.

Schmetterling

Baddhakonasana

DAUER: *im Allgemeinen zehn bis 15 Atemzüge*

Hier ist eine Haltung, die in sanften Übungen verwendet wird, um die Hüften zu öffnen und den Rücken zu entlasten.

AUSRICHTUNG

Der Rücken ist ganz gerade. Stellen Sie sich vor, von dieser sitzenden Stellung aus in die Kuhhaltung (S. 96) überzugehen (Hohlkreuz). Das kann das Gefühl der Dehnung verstärken. Der Nacken ist lang, der Blick fest, die Atmung ruhig und regelmäßig. Die Gesäßmuskeln sind aktiv, um die Knie Richtung Boden zu senken.

GRUNDSTELLUNG

Sie sitzen auf dem Boden. Die Beine sind angewinkelt, die Fußsohlen berühren sich, die Knie zeigen nach außen.

Kleines Extra

Fügen Sie diese Übung zu Ihren Meditationsübungen hinzu oder ersetzen Sie bei der Meditation am Ende einer Sitzung (ab und zu!) die Totenstellung durch diese Haltung.

KURZ UND KNAPP

Für diese Gelenkigkeitsübung muss der Rücken ganz gerade sein, damit der Körper wirkungsvoll gedehnt wird.

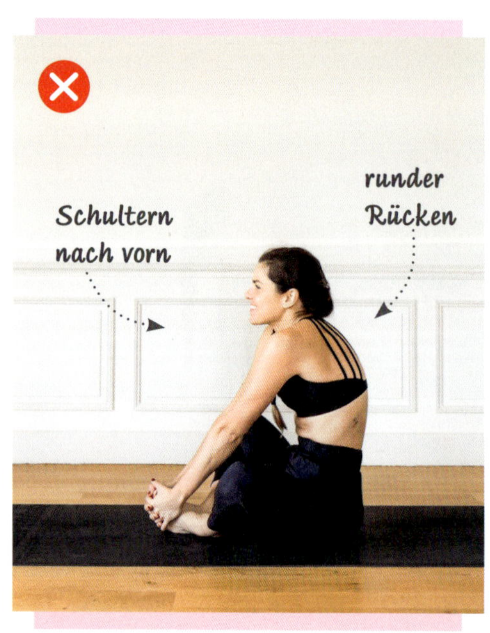

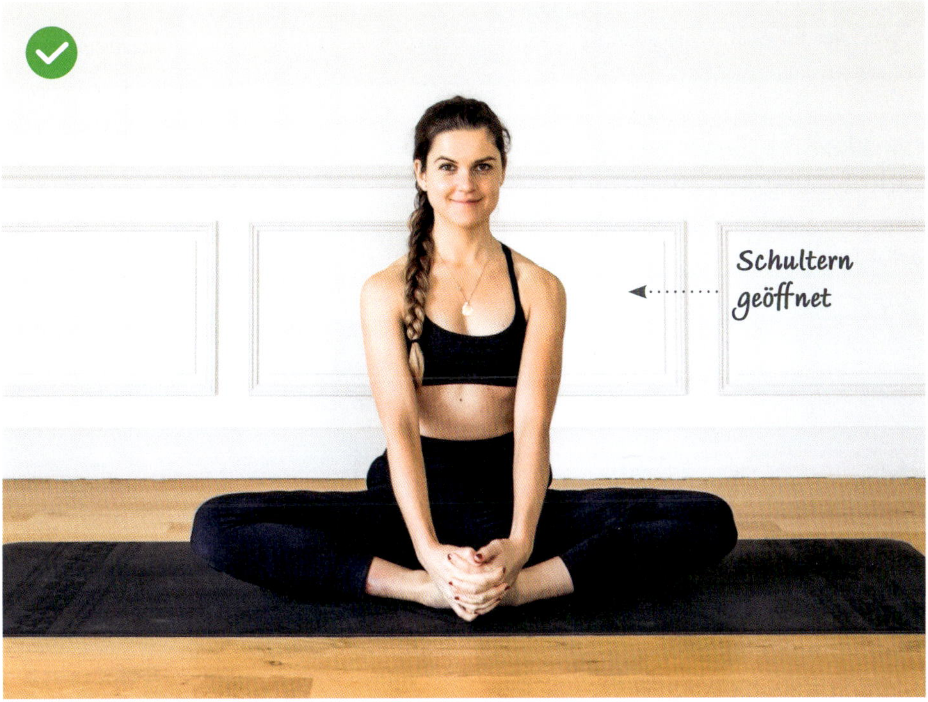

Schultern geöffnet

Ø VARIANTEN

Je weiter die Fersen vom Gesäß entfernt sind, desto leichter wird die Haltung. Je näher die Fersen am Gesäß sind, desto größer ist die Öffnung der Hüften. Man kann sich auch auf ein Kissen oder einen Yogablock setzen, um das Becken zu erhöhen. Man kann die Hüften auch entlasten, indem man unter jedes Knie einen Yogablock legt.

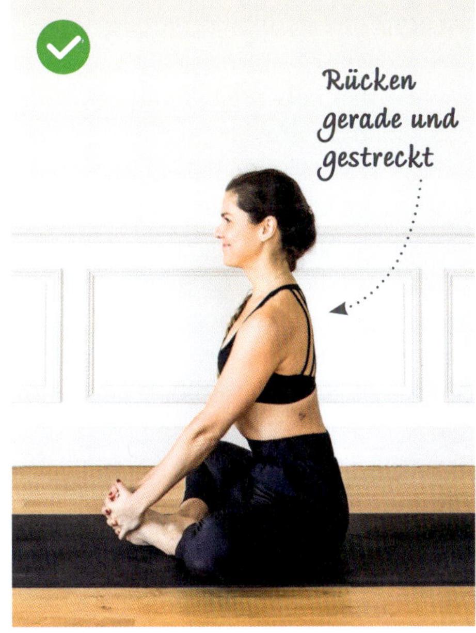

Krähe

Bakasana

DAUER: *Diese Haltung wird im Allgemeinen fünf Atemzüge lang gehalten.*

Die Krähe ist eine Gleichgewichtshaltung auf den Händen, die Kraft und Ausdauer erfordert!

GRUNDSTELLUNG

Sie stützen sich auf die Hände. Diese liegen in schulterbreitem, wenn nötig etwas größerem Abstand auf dem Boden. Anfangs sind die Füße auf dem Boden. Dann heben Sie die Füße ab.

AUSRICHTUNG

Die ideale Ausgangshaltung ist die Tiefe Hocke (siehe S. 74). Es geht darum, die Schultern nach vorn zu bringen, um damit auch das Körpergewicht nach vorn zu verlagern. Am Anfang beugen sich noch oft die Arme und die Innenseiten der Knie stützen sich auf die Trizepse. Wenn man schon fortgeschrittener ist, bleiben die Arme mehr oder weniger gestreckt. Die Knie gehen in die Achseln. Durch die Verlagerung des Körpergewichts nach vorn können sich die Füße nach und nach abheben. Die Schultern sind nach vorn gezogen (Protraktion), Sie können also Druck auf die Hände ausüben, um die Brust vom Boden zu entfernen. Die Fersen nähern sich dem Gesäß, das Steißbein geht nach oben. Der Blick ist vor den Händen. Die Bauchmuskeln sind aktiv, damit die Haltung stabil und kraftvoll ist.

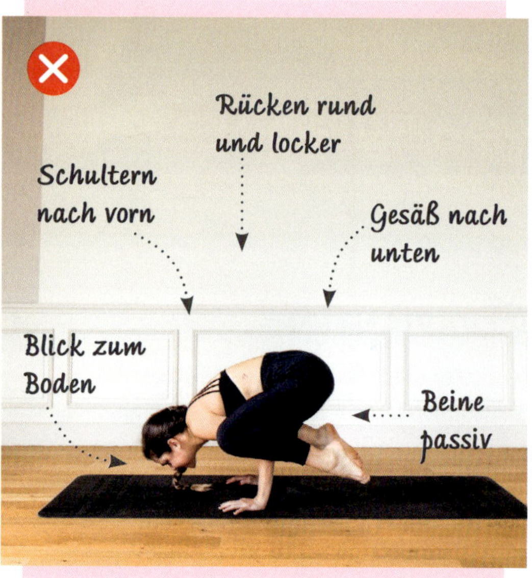

Kleines Extra

Sie können versuchen, von der Krähe in die Haltung Chaturanga (siehe S. 64) zu springen, wenn Sie beide Haltungen gut beherrschen.

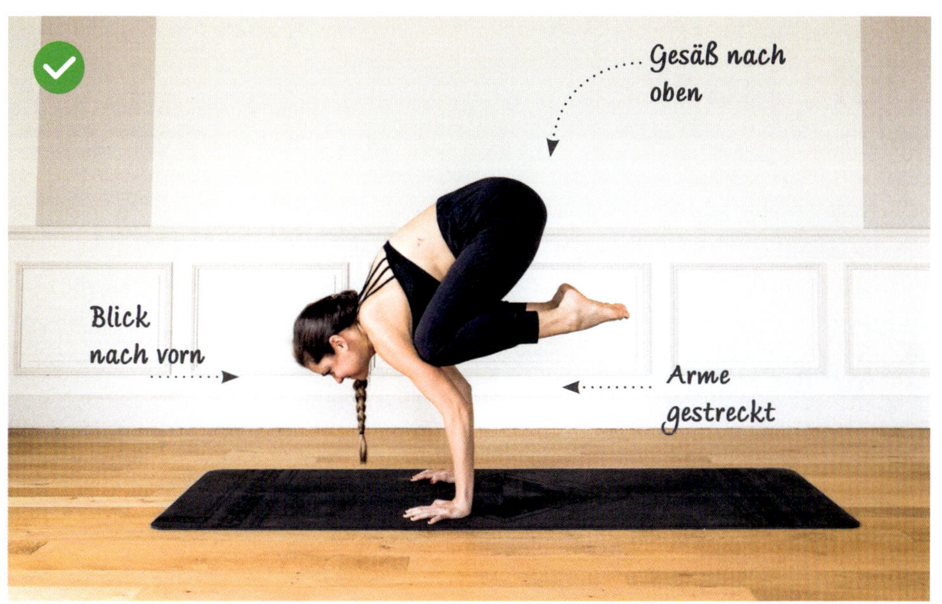

VARIANTE

Sie können mit der Ausgangsstellung beginnen: der Tiefen Hocke (siehe S. 74). Üben Sie nur, das Körpergewicht nach vorn zu verlagern. Anfangs braucht der Körper Zeit zu verstehen, wie er sich positionieren muss.

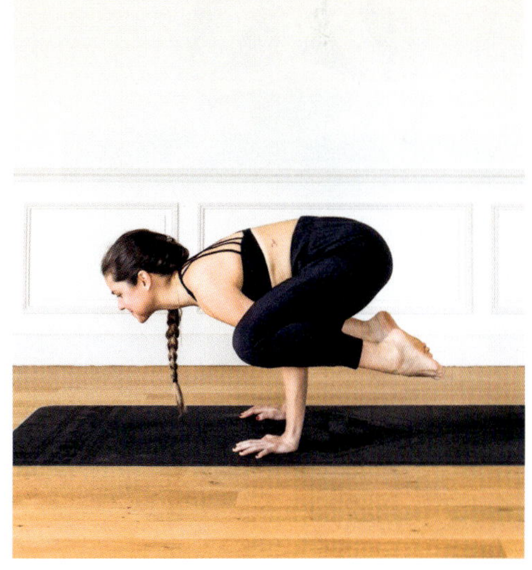

KURZ UND KNAPP

Diese Haltung erfordert Geduld, Arbeit und Zeit, damit man sich an die Balance auf Händen gewöhnt.

Tiefe Hocke

Malasana

DAUER: *im Allgemeinen zehn bis 15 Atemzüge*

Die Tiefe Hocke eignet sich perfekt, um die Gelenkigkeit von Hüfte bis Ferse auszutesten.

AUSRICHTUNG

Der Rücken ist gerade, die Hände sind in Gebetshaltung vor dem Körper, die Oberarme drücken die Knie auseinander. Der Nacken ist lang, der Blick richtet sich nach vorn.

GRUNDSTELLUNG

Sie stützen sich auf beide Füße, die etwas mehr als hüftbreit auseinander stehen. Die großen Zehen zeigen ganz leicht nach außen.

VARIANTE

Sie können zulassen, dass die Fersen sich nach und nach abheben, je näher Sie das Gesäß an die Fersen bringen.

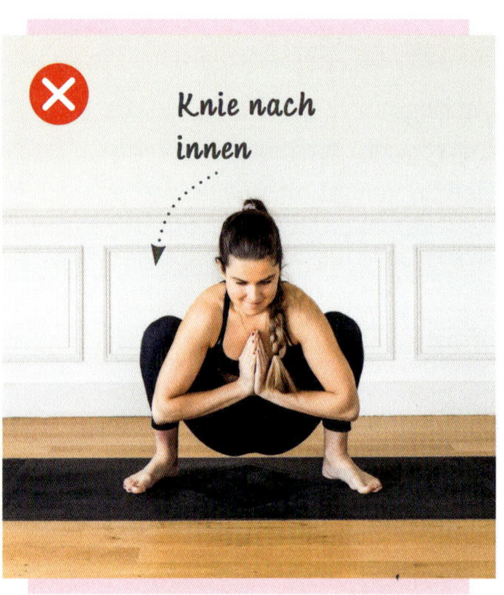

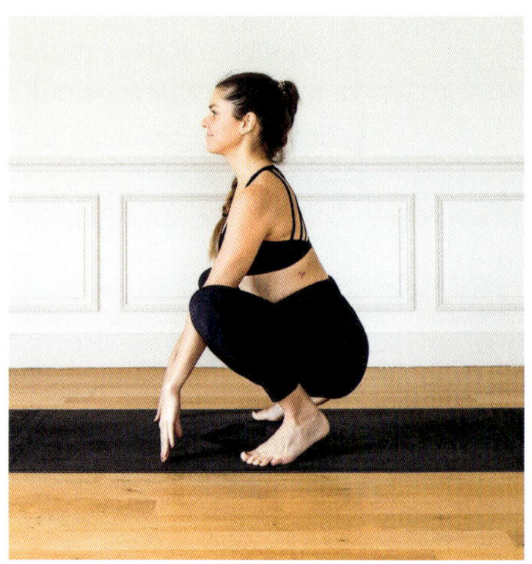

KURZ UND KNAPP

Diese Hüft- und Beindehnung ist nur wirksam, wenn Sie darauf achten, dass der Rücken gerade bleibt und der Oberkörper aufgerichtet ist.

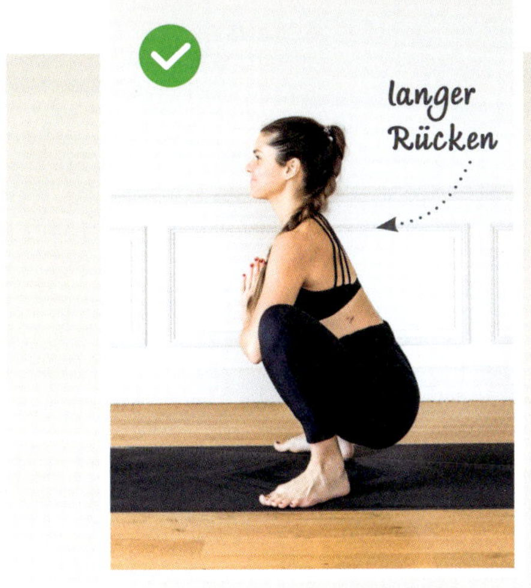

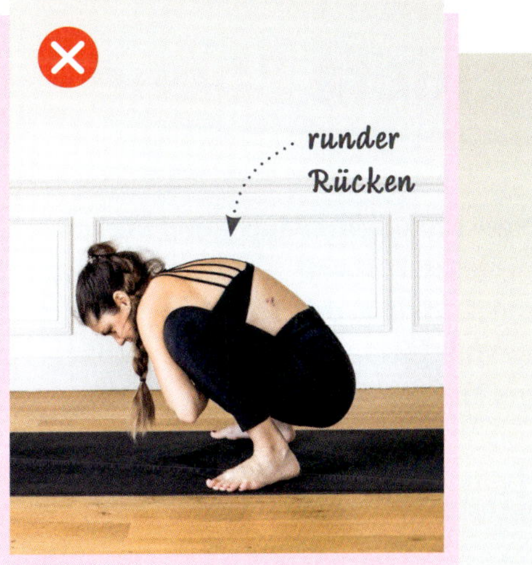

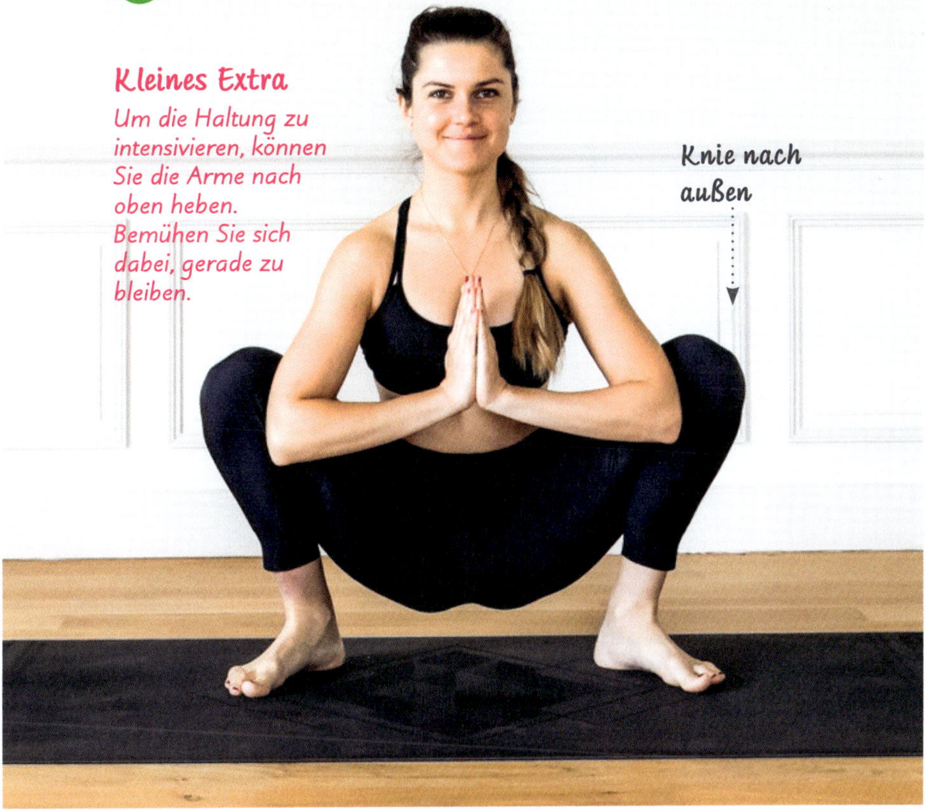

Kleines Extra

Um die Haltung zu intensivieren, können Sie die Arme nach oben heben. Bemühen Sie sich dabei, gerade zu bleiben.

Knie nach außen

Schiefe Ebene

Purvottanasana

DAUER: *Diese Haltung wird traditionsgemäß zehn Atemzüge lang gehalten. Sie können mit fünf Atemzügen beginnen, die Arbeit ist sehr intensiv.*

Diese Haltung für Bauch- und Rückenmuskulatur sowie für die Stärkung und Dehnung der Schultern ist eine hervorragende Konzentrationsübung und Training für die Entschlusskraft.

AUSRICHTUNG

Die Schultern sind geöffnet, die Brust geht nach oben. Die Beine sind gestreckt und angespannt. Drücken Sie die Zehenspitzen in den Boden und das Becken nach oben – achten Sie darauf, dass es sich nicht zum Boden senkt. Der Rücken ist angespannt und bildet kein Hohlkreuz.

GRUNDSTELLUNG

Sie stützen sich auf Hände und Fersen, der Oberkörper zeigt zum Himmel. Sie machen ein umgekehrtes Brett. Damit Sie wissen, wie Sie Ihre Hände positionieren, setzen Sie sich mit gestreckten Beinen auf den Boden, die Hände sind seitlich der Hüften. Beugen Sie die Ellbogen. Beobachten Sie, wo Sie den Boden berühren. An diesen Stellen müssen Sie Ihre Hände platzieren.

VARIANTE

Wenn Ihnen die Variante mit gestreckten Beinen nicht möglich scheint, können Sie die Beine anwinkeln und die Füße in einer Linie mit den Knien flach auf den Boden stellen. Diese Möglichkeit stärkt den Körper und öffnet die Schultern.

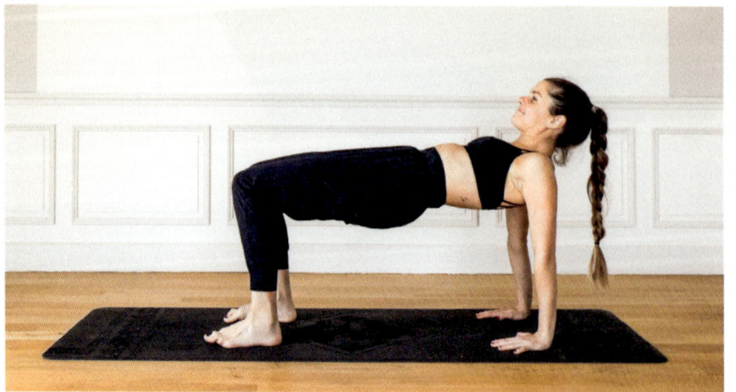

Kleines Extra

Richten Sie den Blick nach oben zur Decke, machen Sie den Nacken lang und stellen Sie sich vor, dass der Körper beim Einatmen immer länger wird.

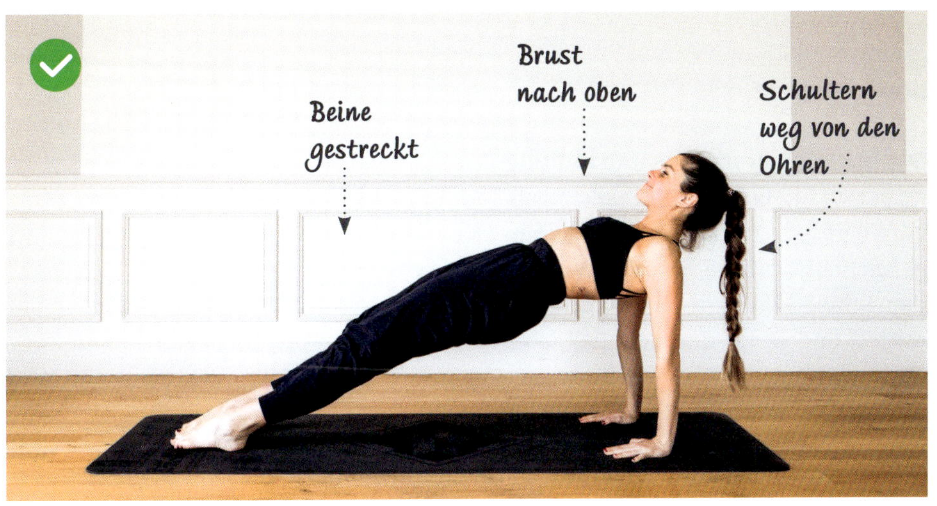

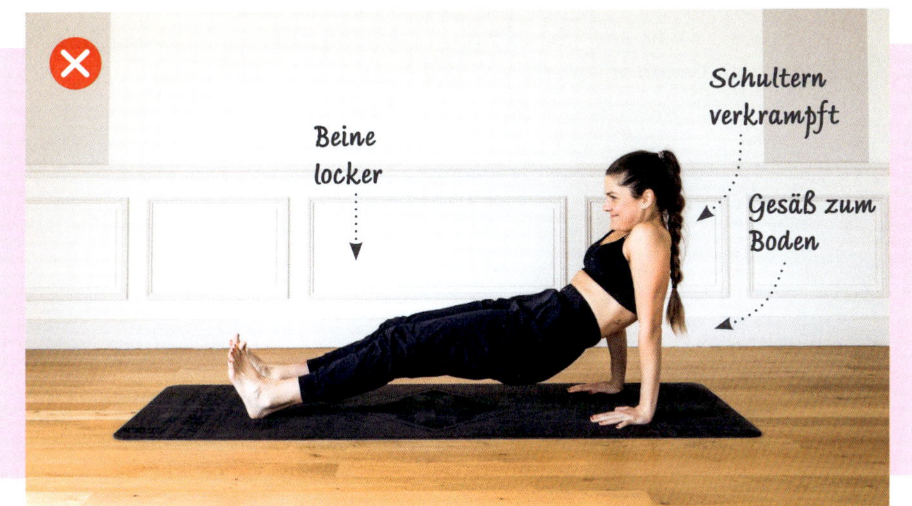

KURZ UND KNAPP

Wesentlich ist hier Ausrichtung des Körpers, der eine ganz gerade Linie bilden muss. Wenn Sie spüren, dass die Schultern sich den Ohren nähern und das Gesäß sich zum Boden senkt, ziehen Sie die Variante mit angewinkelten Beinen vor.

Kerze

Sarvangasana

DAUER: *Diese Haltung wird traditionsgemäß zehn bis 15 Atemzüge lang gehalten. Sie können behutsam mit fünf Atemzügen beginnen.*

Das ist eine sehr interessante Haltung, da es sich um eine für (fast) alle machbare Inversion handelt. Sie ist ein ausgezeichnetes Mittel, um die Wirkung der Schwerkraft auf den Körper zu nutzen und somit den Kreislauf, aber auch die Lymphe zu aktivieren.

GRUNDSTELLUNG

Sie stützen sich auf den oberen Rücken und die Ellbogen.

AUSRICHTUNG

Sie beginnen im Liegen. Die Arme liegen entlang des Körpers. Ziehen Sie die Knie an, heben Sie das Gesäß und dann den unteren Rücken vom Boden ab, um die Knie über das Gesicht zu führen. Der Blick richtet sich während der ganzen Pose nach oben. Legen Sie die Hände an den unteren Rücken, die Ellbogen kommen sich so nahe wie möglich.
Versuchen Sie, die Beine zu strecken und dabei die Füße zu strecken. Auch die Zehen sind gestreckt, ebenso die Beine. Drücken Sie die Brust zum Kinn. Stellen Sie sich eine gerade Linie vor und aktivieren Sie Bauch- und Gesäßmuskeln.
Um die Haltung zu beenden, rollen Sie die Wirbelsäule kontrolliert und behutsam zum Boden ab, angefangen beim oberen Rücken bis zum Steißbein.

Gesäßmuskeln locker
Rücken auf den Händen abgestützt
Kinn auf der Brust

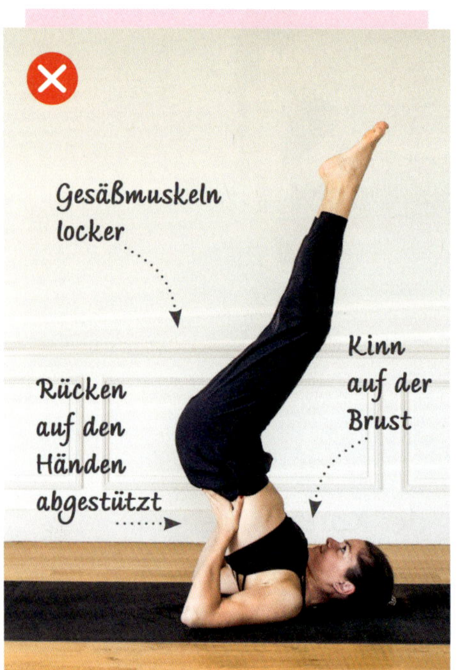

Kleines Extra

Konzentrieren Sie sich auf die Ujjayi-Atmung, die tiefere Atmung durch die Nase. Die Stimmritze wird bei dieser Atmung leicht verengt und der Atem kontrolliert.

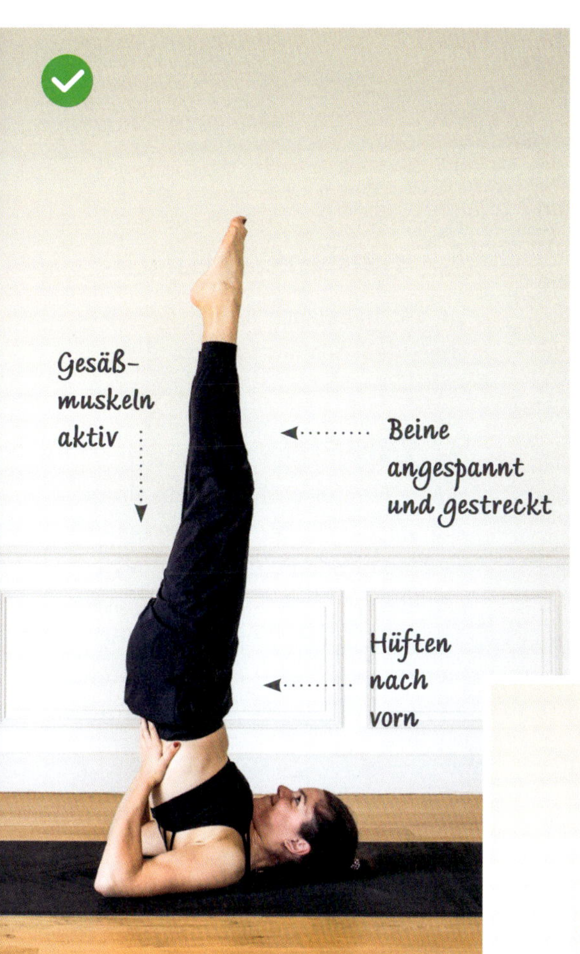

ALTERNATIVE

Diese Haltung sollte während der Menstruation vermieden werden, ebenso bei Bluthochdruck, bestimmten Augenproblemen (Glaukom, Netzhautablösung), Problemen der Halswirbelsäule und Venenentzündung. Ziehen Sie in diesem Fall die auf dem Boden ausgestreckte Haltung vor, Füße zum Himmel, die Beine gestreckt oder leicht gebeugt. (Es handelt sich um die sogenannte Leichte Inversionshaltung).

KURZ UND KNAPP

Diese Inversion erfordert Kraft, weil der Körper sich alleine in der Pose hält, die Hände sind nur eine leichte Unterstützung.

Boot

Navasana

DAUER: *Diese Haltung wird im Allgemeinen fünf Atemzüge lang gehalten. Sie kann länger gehalten werden, wenn man sich herausfordern will.*

Diese Übung stärkt die Bauchmuskeln und besonders die Hüftbeugemuskeln, deren Kraft für viele Sequenzen und intensive Haltungen sehr nützlich ist.

GRUNDSTELLUNG

Sie sind in Balance auf den Gesäßknochen (dem Sitzbein).

AUSRICHTUNG

Um das Gleichgewicht zu wahren, müssen Sie den Oberkörper nach hinten und die Beine nach vorn bringen. Die Arme sind parallel zum Boden. Der Nacken ist lang, der Blick geht nach vorn. Die Beinmuskeln sind angespannt, die Füße zusammen.

VARIANTE

Wenn Sie spüren, dass sich in dieser Haltung der Rücken krümmt, beugen Sie die Knie, damit die Schienbeine parallel zum Boden sind. Sie können die Beugung der Beine auch beibehalten, wenn Sie die Füße zum Boden führen.

Kleines Extra

Bleiben Sie so lange in der Haltung, wie Sie sie mit geradem Rücken halten können, auch wenn der Körper zu schwanken beginnt. Dadurch, dass Sie die Schwierigkeit suchen, stärken Sie Ihren Körper und machen Fortschritte.

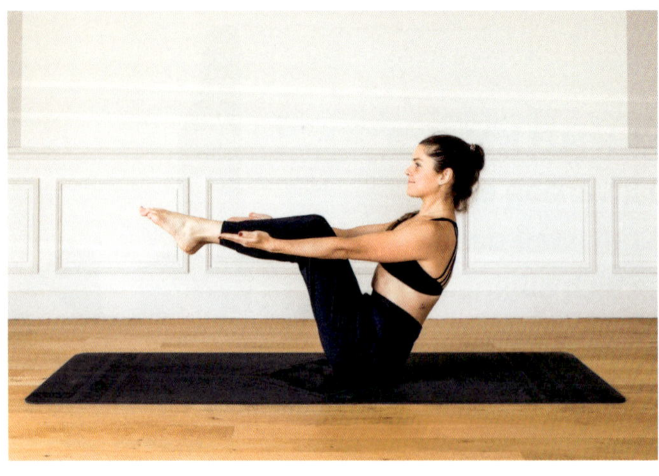

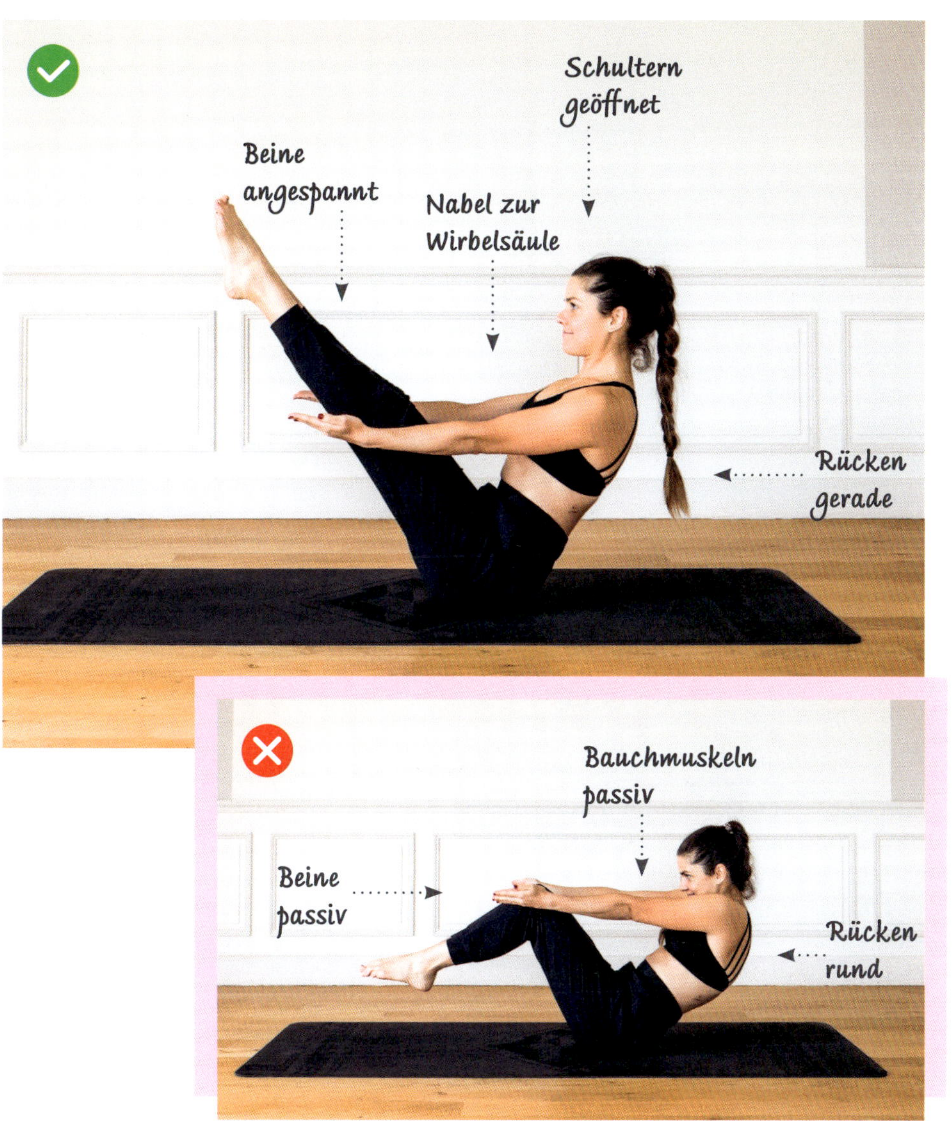

KURZ UND KNAPP

Die Haltung ist intensiv. Achten Sie darauf, dass der Rücken nicht gekrümmt ist. Dadurch würden alle Vorteile der Übung zunichtegemacht.

EINIGE WEITERFÜHRENDE HALTUNGEN

Sie haben im ersten Teil die grundlegenden Yogahaltungen kennengelernt. Die folgenden Haltungen werden Ihnen helfen, weiter voranzukommen. Diese Übungen stärken den Körper und machen ihn geschmeidig. Die Haltungen des ersten Teils werden Ihnen dann leichter fallen.

Welpenhaltung

Uttana shishosana

DAUER: *im Allgemeinen fünf bis zehn Atemzüge*

Die Welpenhaltung dehnt Schultern und Rücken. Sie ist eine gute Übung zur Routine, vor allem wenn Sie viel vor dem Computerbildschirm sitzen.

AUSRICHTUNG

Die Oberschenkel bilden einen 90-Grad-Winkel mit dem Boden, oder sogar mehr, wenn die Brust den Boden ohne Schwierigkeit berührt. Drücken Sie die Hände in die Matte, damit die Arm- und Rückenmuskeln aktiv bleiben. Sie können die Stirn oder das Kinn auf den Boden legen.

GRUNDSTELLUNG

Sie stützen sich auf Knie und Hände. Die Knie sind in hüftbreitem Abstand zueinander. Die Hände sind weit vorn, etwa schulterbreit voneinander entfernt.

VARIANTE

Sie können die Übung schwieriger machen, indem Sie zwei Yogablöcke unter die Hände legen.

KURZ UND KNAPP

Es geht darum, die Schultern und den Rücken zu dehnen. Drücken Sie dazu in die Hände und bringen Sie die Brust nach und nach zum Boden.

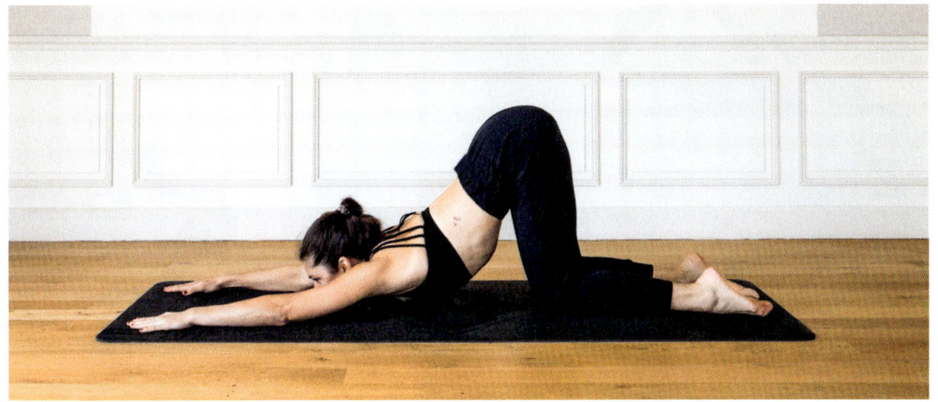

Dreibeiniger Hund

Eka pada adho mukha svanasana

DAUER: *Diese Haltung kann für einen Übergang bei einmaligem Einatmen verwendet oder drei bis fünf Atemzüge lang gehalten werden.*

Diese Abwandlung des Herabschauenden Hunds trainiert sowohl die Gelenkigkeit als auch die Kraft der Beine, denn das Gewicht eines Beins wird nach oben gehalten.

GRUNDSTELLUNG

Sie stützen sich auf die beiden Hände und einen Fuß. Ausgangshaltung ist der Herabschauende Hund.

AUSRICHTUNG

Verlagern Sie das Körpergewicht auf ein Bein. Heben Sie das andere Bein nach oben. Wenn Sie möchten, können Sie die Hüfte zur Seite öffnen. Dadurch kann man das Bein höher heben. Wenn die Hüften parallel zum Boden sind, ist die Dehnung anders.

VARIANTE

Aus dieser Haltung heraus können Sie das angehobene Bein anwinkeln. Um Ihren Gleichgewichtssinn herauszufordern, können Sie versuchen, die Hand gegenüber dem angehobenen Bein vom Boden zu lösen.

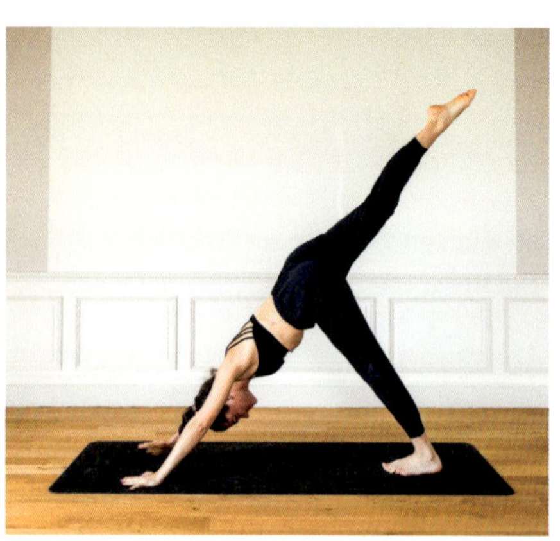

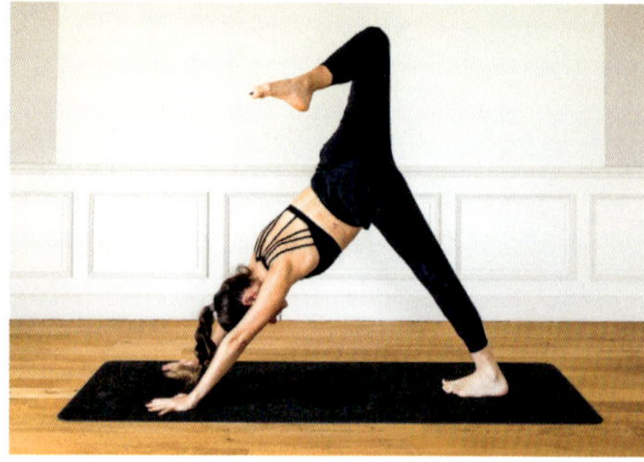

KURZ UND KNAPP

Es handelt sich um eine abgewandelte Form des Herabschauenden Hunds. Sie heben lediglich ein Bein.

Kompass

Parivrtta surya yantrasana

DAUER: *im Allgemeinen fünf bis zehn Atemzüge*

Die Dehnung ist doppelt, denn außer der Rückseite der Beine und den Hüften wird jeweils eine ganze Körperhälfte gedehnt.

GRUNDSTELLUNG

Sie sitzen auf dem Boden, die Beine gestreckt und weit auseinander. Bringen Sie einen Fuß zum gegenüberliegenden Oberschenkel.

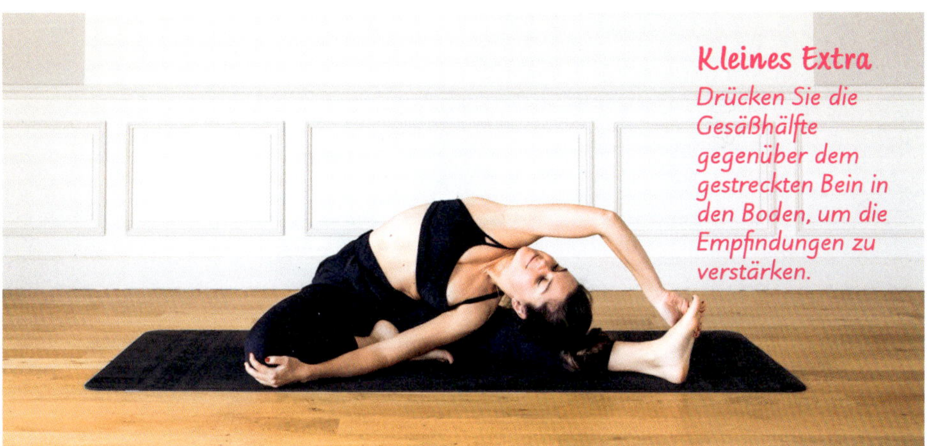

Kleines Extra

Drücken Sie die Gesäßhälfte gegenüber dem gestreckten Bein in den Boden, um die Empfindungen zu verstärken.

AUSRICHTUNG

Zuerst ist der Rücken ganz gerade, Sie beugen sich zum gestreckten Bein, führen die Hand zum Fuß. Möglicherweise kann der Oberkörper sich nicht sehr weit bewegen. Das ist normal. Durch Training wird der Körper gelenkiger. Solange Sie eine Dehnung an der Rückseite des Oberschenkels am ausgestreckten Bein und an der Seite des Körpers spüren, führen Sie die Übung gut aus.

VARIANTE

Sie können den Arm gegenüber dem gestreckten Bein heben und sich so weit wie möglich hinunterbeugen ... vielleicht bis Sie Ihren Fuß berühren.

KURZ UND KNAPP

In dieser Haltung sind die Empfindungen wichtiger als das optische Ergebnis.

Göttin

Utkata Konasana

DAUER: *Diese Haltung kann fünf bis zehn Atemzüge lang gehalten werden.*

Diese Haltung stärkt die Konzentration und das Bewusstsein.

GRUNDSTELLUNG

Sie stützen sich auf die Füße, die in einem großen Ausfallschritt längs der Matte aufgestellt sind. Die großen Zehen drehen sich leicht nach außen.

AUSRICHTUNG

Die Beine sind gebeugt, die Knie befinden sich über den Fußgelenken. Der Oberkörper ist aufrecht. Rahmen Sie mit den Armen Ihr Gesicht ein. Der Nacken ist lang. Der Blick geht geradeaus nach vorn.

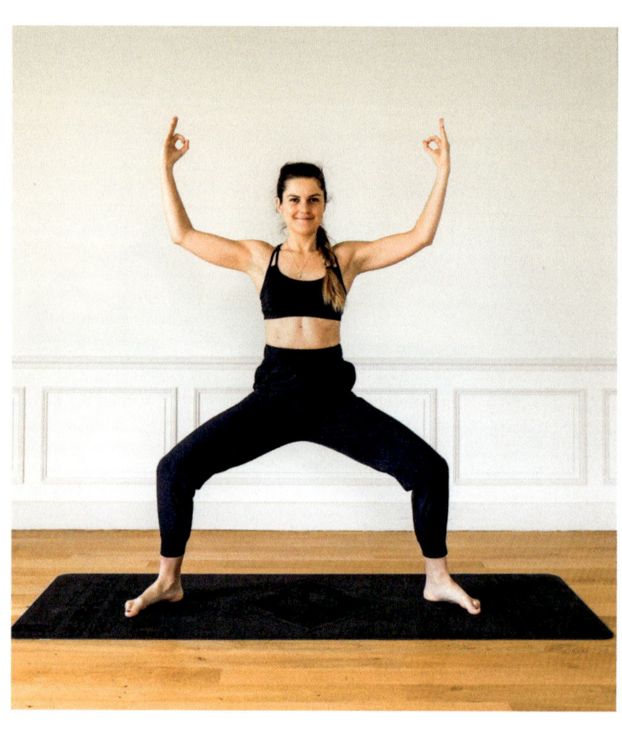

Kleines Extra

Senken und heben Sie zum Spaß ganz leicht den Oberkörper. Beim Einatmen zieht Sie der Scheitel nach oben, beim Ausatmen gehen Sie leicht nach unten. Das gibt ein gutes Körpergefühl in den Oberschenkeln.

VARIANTE

Beugen Sie die Beine mehr oder weniger, um den Schwierigkeitsgrad anzupassen.

KURZ UND KNAPP

Dies ist eine stabile Haltung, die Füße stehen fest auf dem Boden, und der Oberkörper ist aufgerichtet.

Halber Stuhl

Ardha utkatasana

DAUER: *im Allgemeinen fünf bis zehn Atemzüge*

Diese Dehnung der rückwärtigen Muskelgruppen ist eine gute Übung zur Stärkung des Rückens.

AUSRICHTUNG

Sie senken den Oberkörper so zum Boden, dass ein 90-Grad-Winkel zwischen Beinen und Oberkörper entsteht. Die Arme sind nach vorn gestreckt. Der Nabel ist zur Wirbelsäule hin eingezogen, damit der Rücken so gerade wie möglich bleibt.

GRUNDSTELLUNG

Sie stützen sich auf die Füße. Ausgangshaltung ist der Berg (siehe S. 28).

VARIANTE

Bei dieser Haltung können Sie die Beine soweit beugen wie es nötig ist, um den Rücken gerade zu halten. Um sie weniger intensiv zu machen, können Sie die Hände in Gebetshaltung vor die Brust bringen.

KURZ UND KNAPP

Stärkung und Dehnung treffen aufeinander. Wesentlich ist es, den Rücken ganz gerade zu halten. Dafür beugen sich die Beine so viel wie nötig.

Kleines Extra
Üben Sie, die Beine immer mehr zu strecken und fünf, dann sechs, dann sieben Atemzüge lang auszuhalten.

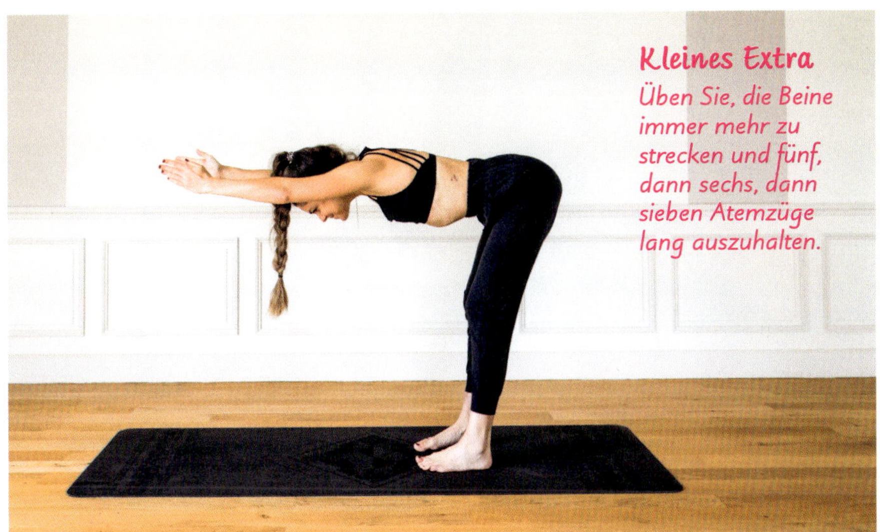

Einbeinige Brücke

Eka pada ardha setu bandhasana

DAUER: *Diese Haltung kann fünf bis zehn Atemzüge lang gehalten werden.*

Diese Variante der Brückenhaltung intensiviert das Training der Gesäßmuskeln.

GRUNDSTELLUNG

Sie stützen sich auf die Schultern und einen Fuß.

VARIANTE

Wenn das Strecken des Beins zu intensiv ist, können Sie es leicht beugen.

AUSRICHTUNG

Sie sind in derselben Ausrichtung wie für die Halbe Brücke. Heben Sie dann ein Bein nach oben. Die Gesäßhälfte auf der Seite des gestreckten Beins tendiert dazu, sich nach unten zu senken. Achten Sie darauf, sie auf gleicher Höhe zu halten.

Kleines Extra
Um die Stabilität zu trainieren, können Sie das gestreckte Bein von vorn nach hinten bewegen.

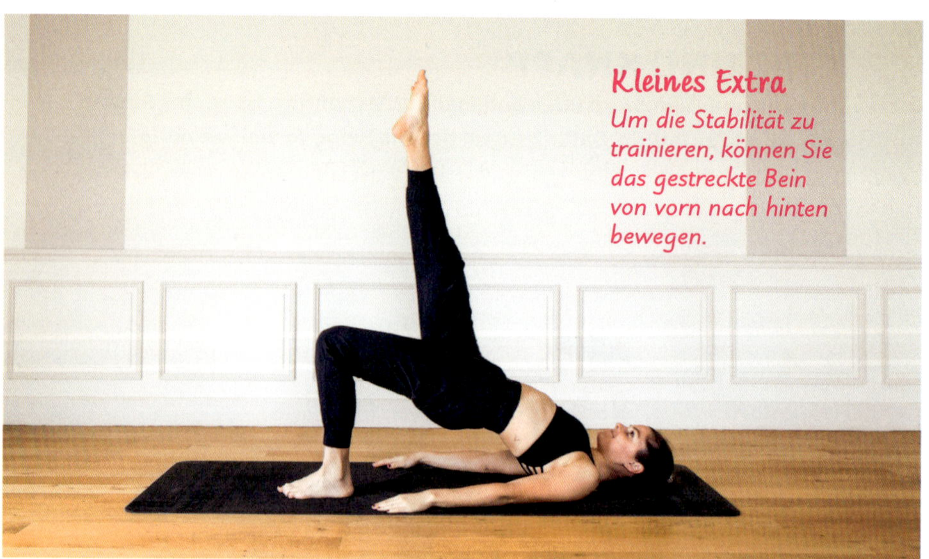

KURZ UND KNAPP

Mit dieser Haltung versucht man vor allem, die gleiche Ausrichtung des Beckens beizubehalten.

Stehende Beinstreckung

Hasta padangusthasana

DAUER: *im Allgemeinen fünf bis zehn Atemzüge*

Hier ist eine Herausforderung für die Gelenkigkeit und das Gleichgewicht. Sich nach vorn zu beugen erfordert viel Konzentration und Kraft im Stützbein.

GRUNDSTELLUNG

Sie stützen sich lediglich auf ein Bein.

AUSRICHTUNG

Ausgangshaltung ist die Stehende Beinstreckung bei aufrechter Haltung. Öffnen Sie anfangs die Hüfte um den Fuß auf die Seite zu führen (rechte Seite für den rechten Fuß, linke Seite für den linken Fuß). Danach beugen Sie sich nach vorn. Versuchen Sie, zwischen Oberkörper und Vorderseite des Oberschenkels einen 90-Grad-Winkel zu formen, und einen weiteren 90-Grad-Winkel mit den beiden Beinen.

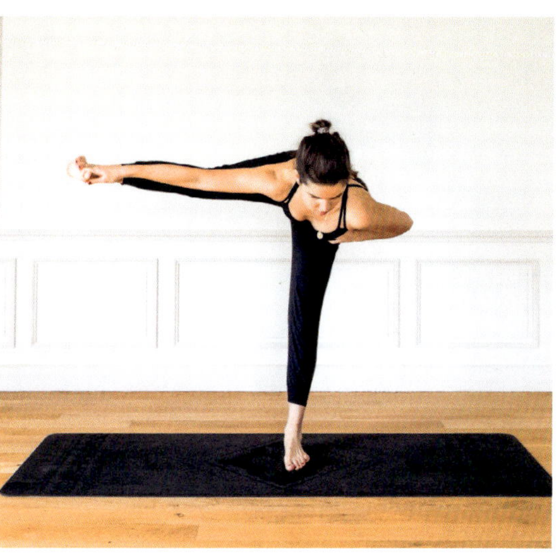

Kleines Extra

Strecken Sie den gebeugten Arm zur Seite, um mit beiden Armen eine Linie zu bilden. Das verändert das körperliche Empfinden und trainiert das Gleichgewicht.

VARIANTE

Um den Körper an die Haltung zu gewöhnen, können Sie diese anpassen und sich weniger weit nach vorn beugen.

KURZ UND KNAPP

Nötig sind Gleichgewicht und Kraft. Stellen Sie sicher, dass Sie in der aufrechten, nicht nach vorn gebeugten Haltung bei der Stehenden Beinstreckung eine stabile Grundlage haben.

Ausfallschritt

Parivrtta Sanchalanasana

DAUER: *Diese Haltung kann Übergang bei einmaligem Einatmen oder Ausatmen sein. Sie kann auch länger gehalten werden, im Allgemeinen fünf Atemzüge lang.*

Diese Haltung stärkt und dehnt. Sie ist auch ein guter Übergang von einer Haltung zur anderen.

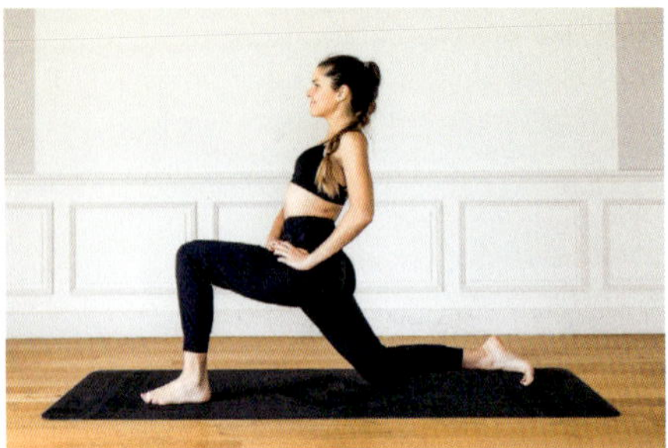

VARIANTEN

Der Tiefe Ausfallschritt (Knie auf dem Boden) kann auf zwei Arten trainiert werden. Sie können das Becken nach vorn drücken und ein leichtes Hohlkreuz machen. Um die Dehnung des Hüftbeugemuskels zu verstärken, können Sie das Becken auch etwas zurücknehmen, den Rücken gerade machen und den Nabel zur Wirbelsäule einziehen.
Der Hohe Ausfallschritt (Bild rechts) ist eine andere Variante. Diese Haltung trainiert die Kraft und das Gleichgewicht noch viel mehr.

GRUNDSTELLUNG

Ein Fuß ist weit vorn, flach auf dem Boden, der andere geht nach hinten, mit den Fußspitzen auf dem Boden.

AUSRICHTUNG

Stellen Sie sich zwei parallele Linien längs der Matte vor, hüftbreit auseinander. Das vordere Bein ist im 90 Grad-Winkel gebeugt. Das hintere Bein ist entweder gebeugt mit dem Knie am Boden oder gestreckt. Um die Gesäßmuskeln auf der Seite des angewinkelten Beins stärker zu beanspruchen, können Sie sich auch leicht nach vorn beugen.

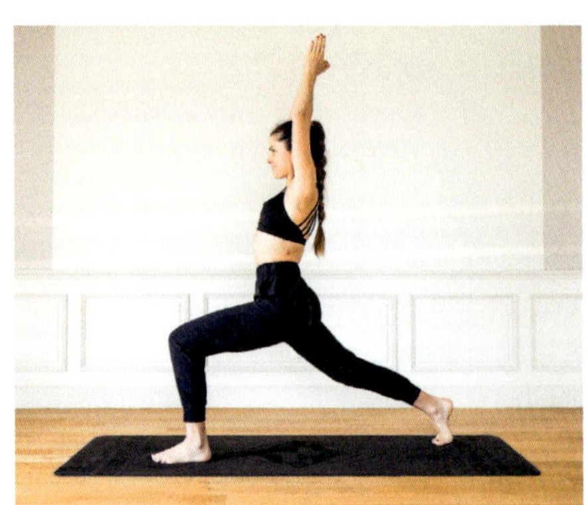

KURZ UND KNAPP

Das vordere Bein ist um 90° gebeugt, das Knie befindet ich über dem Fußgelenk. Das hintere Bein ist aktiv, damit man die Dehnung auf der Vorderseite des Oberschenkels spürt.

Adler

Garudasana

DAUER: *Diese Haltung kann drei bis fünf Atemzüge lang gehalten werden.*

Diese Gleichgewichtshaltung ist hervorragend für Rücken, Schultern und Hüften.

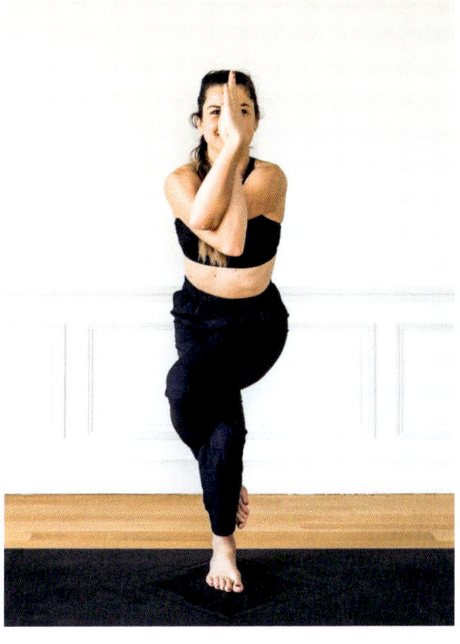

GRUNDSTELLUNG

Sie stützen sich auf einen einzigen Fuß.

AUSRICHTUNG

Ausgehend von der Pose Stuhl (siehe S. 12) heben Sie ein Bein und verschränken die Oberschenkel. Wenn möglich, bringen Sie auch den Fuß hinter das Fußgelenk. Machen Sie dasselbe mit den Armen. Legen Sie entweder die Handrücken aneinander oder Sie gehen etwas weiter und legen die Handflächen aneinander. Die Beine sind stark gebeugt. Wenn das linke Bein oben ist, ist der rechte Arm oben und umgekehrt.
Die Ellbogen sind nicht an den Knien.
Die Hände sind vor dem Gesicht.
Die Beine sind gebeugt.

VARIANTE

Wenn der Fuß nicht hinter den Fußknöchel geführt werden kann, können Sie ihn so nahe wie möglich an die Wade des Stützbeins legen.

KURZ UND KNAPP

Beine und Arme sind jeweils miteinander verschränkt, die Beine gebeugt, der Rücken ist gerade.

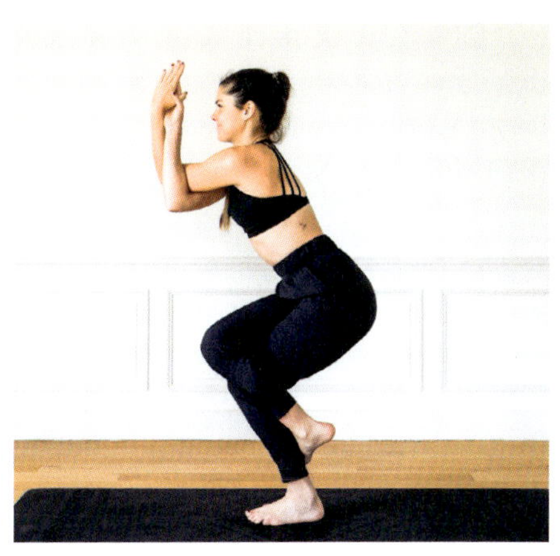

Glückliches Baby

Ananda Balasana

DAUER: *Diese Haltung kann fünf bis zehn Atemzüge lang gehalten werden. Wenn Sie sie als angenehm empfinden, können Sie die Haltung länger einnehmen.*

In dieser Haltung sind Entspannung und Beruhigung vereint. Ihre Hüften und ihr Rücken werden sie lieben.

GRUNDSTELLUNG

Sie liegen ausgestreckt auf dem Rücken.

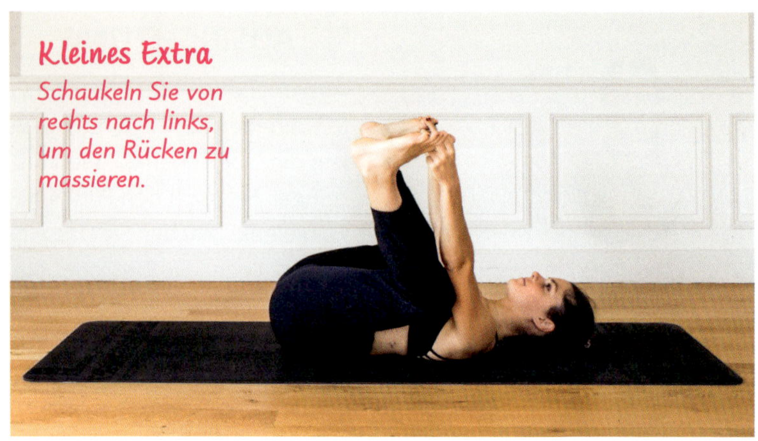

Kleines Extra
Schaukeln Sie von rechts nach links, um den Rücken zu massieren.

AUSRICHTUNG

Bringen Sie die Knie zur Brust, schulterbreit auseinander. Flexen Sie die Füße und führen Sie sie nach vorn, damit sie sich näher über dem Gesicht befinden. Legen Sie die Arme an die Innenseite der Beine und fassen Sie die großen Zehen mit Mittel- und Zeigefinger. Benützen Sie die dann Hände dann, um die Füße nach unten zu ziehen, als wollten Sie mit den Knien den Boden berühren. Achten Sie darauf, das Steißbein zum Boden zu drücken, da es dazu tendiert, sich abzuheben.

VARIANTE

Abhängig von der Beweglichkeit der Beine sind die Knie mehr oder weniger auseinandergespreizt und werden mehr oder weniger tief gesenkt. Anstelle der großen Zehen können Sie auch die Außenkante der Füße greifen.

KURZ UND KNAPP

Sie liegen ausgestreckt auf dem Boden und fassen Ihre Füße, um die Dehnung der Hüften zu betonen. Das Steißbein bleibt am Boden.

Wildes Ding

Camatkarasana

DAUER: *im Allgemeinen fünf bis zehn Atemzüge*

Die Dehnung ist nützlich für die Yoga-Vinyasa-Flows, die beweglich machen und den Muskelaufbau trainieren.

GRUNDSTELLUNG

Sie stützen sich auf eine Hand. Ihre Füße stehen am hinteren Ende der Matte. Ausgangshaltung ist der Dreibeinige Hund mit angewinkeltem Bein (siehe S. 84).

AUSRICHTUNG

Ausgehend von der Haltung Dreibeiniger Hund lassen Sie das obere Bein auf der gegenüberliegenden Seite auf den Boden, während die Hand derselben Seite sich abhebt. Drücken Sie das Becken nach oben. Versuchen Sie, das Bein kontrolliert zum Boden zu senken. Die Hand, die nicht mehr auf dem Boden ist, geht über den Kopf. Der stützende Arm ist gestreckt. Das Bein, das am Boden geblieben ist, ist gestreckt, das andere gebeugt. Sie können den Fuß mit der Sohle oder mit den Zehenspitzen aufsetzen.

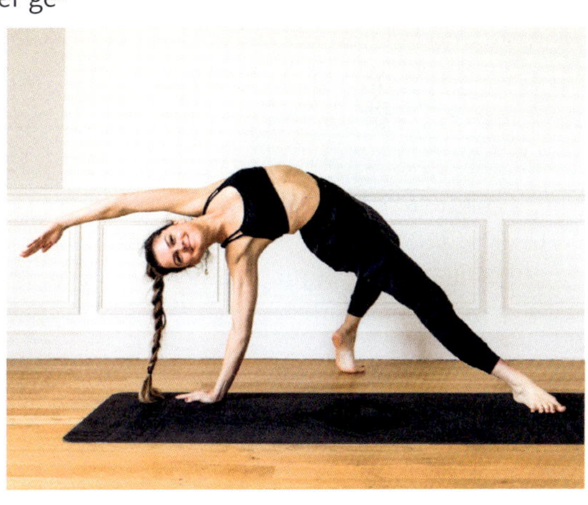

KURZ UND KNAPP

Ausgehend vom Dreibeinigen Hund mit angewinkeltem Bein fahren Sie mit dem angehobenen Bein fort. Es wird auf der anderen Seite zum Boden geführt. Gleichzeitig heben Sie den Arm über den Kopf hinweg, um den ganzen Körper zu dehnen und zu strecken. Drücken Sie das Becken nach oben, um die Dehnung zu verstärken.

VARIANTEN

Indem Sie den Oberkörper zu einer Seite öffnen, können Sie die Dehnung auf die Körperseite ausweiten oder auch auf Brust und Schulter, indem Sie die Brust nach oben öffnen. Um die Schwierigkeit der Haltung zu erhöhen, versuchen Sie, den Boden nicht mit dem (hinteren) Fuß zu berühren, sondern ihn knapp über dem Boden zu lassen.

Bogen

Dhanurasana

DAUER: Diese Haltung kann drei bis fünf Atemzüge lang gehalten werden. Je nach Schwierigkeitsgrad der Übung wird sie manchmal auch länger gehalten.

Hier dehnen Sie die Schultern und die gesamte Vorderseite des Körpers.

AUSRICHTUNG

Sie gehen von der Kobrahaltung (siehe S. 42) aus. Beugen Sie die Knie und bringen Sie die Arme nach hinten zum Schienbein oder zum Fußgelenk. Wenn Sie es greifen können, verwenden Sie die Rückenmuskulatur, um die Brust anzuheben. Die Arme sind gestreckt. Die Füße und Zehen sind nach oben gestreckt oder geflext. Heben Sie, wenn möglich, die Knie vom Boden ab. Der Nacken ist lang.

GRUNDSTELLUNG

Sie liegen auf dem Bauch, die Arme halten die gebeugten Beine.

VARIANTE

Um die Empfindungen in den Schultern etwas zu verändern, können Sie entweder die Außen- oder die Innenseite der Fußgelenke greifen.

KURZ UND KNAPP

Sie liegen auf dem Bauch und fassen Ihre Fußgelenke, um den Rücken zu beugen und die Knie vom Boden zu heben.

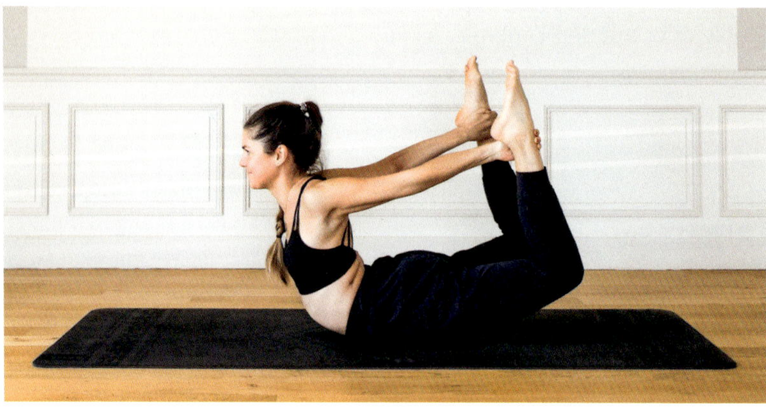

Kleines Extra

Nutzen Sie eine doppelte Hebelwirkung: Die Arme ziehen die Fußgelenke nach oben, die Füße ziehen an den Armen, um die Brust zu öffnen. Seien Sie behutsam, denn dies erfordert eine hohe Beweglichkeit des Rückens.

Pflug

Halasana

DAUER: *im Allgemeinen fünf bis zehn Atemzüge*

Diese intensive Dehnung von Hals und Rücken ist ideal zur Entspannung; sie hat eine beruhigende Wirkung und gibt innere Kraft .

GRUNDSTELLUNG

Sie stützen sich auf die Schultern und den oberen Rücken. Ausgangshaltung ist die Kerze (siehe S. 78).

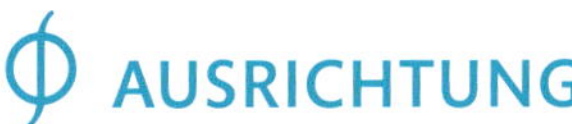

AUSRICHTUNG

Von der Ausgangsstellung der Kerze senken sich die Füße über den Kopf an das hintere Ende der Matte. Die Beine können sich leicht beugen. Vielleicht berühren die Füße den Boden. Die Arme strecken sich auf der Matte nach vorn, die Handflächen sind am Boden.

VARIANTEN

Sie können die Füße anwinkeln oder mit dem Fußrücken auf den Boden legen. Das körperliche Empfinden ist dabei sehr verschieden, daher sind beide Versionen interessant. Wenn die Füße den Boden nicht berühren, bleiben Sie einfach in der Position, die Sie erreichen. Es ist eine sehr gute Dehnung. Um die Haltung zu beenden, rollen Sie die Wirbelsäule vom oberen Rücken bis zum Steißbein behutsam zum Boden ab.

Kleines Extra
Versuchen Sie das Becken so hochzudrücken, als wollten Sie es über den Kopf heben. Lassen Sie dafür etwas Raum zwischen Kinn und Brust.

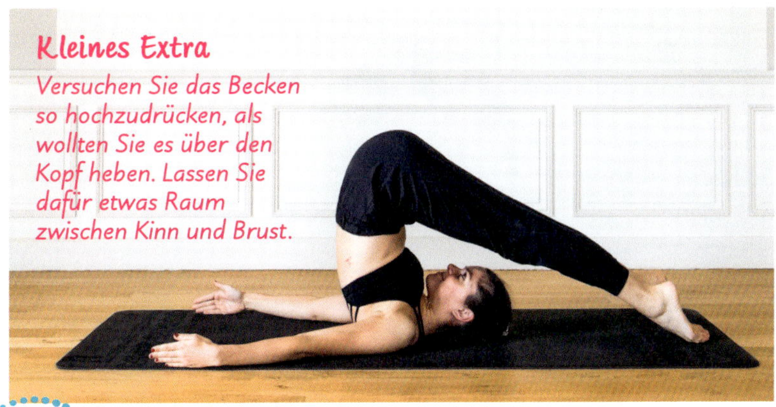

KURZ UND KNAPP

Ausgehend von der Kerzenhaltung gehen die Füße über den Kopf zum Boden. Der Rücken rollt sich ein und dehnt sich.

Katze und Kuh

Marjariasana und Bidalasana

DAUER: *Diese Kombination wird häufig fünf bis zehn Atemzüge lang wiederholt.*

Diese beiden Haltungen, die uns mit der Atmung auf der Matte verankern, können gut kombiniert werden und eignen sich als Übungsbeginn.

GRUNDSTELLUNG

Sie stützen sich auf Knie und Hände. Füße sind gestreckt oder abgewinkelt.

AUSRICHTUNG

Die Hände liegen flach auf dem Boden, Finger gespreizt, Schultern über den Handgelenken, Hüften über den Knien. Der Rücken ist gerade, der Nabel zur Wirbelsäule eingezogen. Für die Katzenhaltung drücken Sie in die Hände, um den Rücken und die Schultern zu runden. Stellen Sie sich vor, Sie wollten mit dem Rücken die Decke berühren und die Stirn zu den Hüften führen. Atmen Sie während dieser Haltung aus. Die Schulterblätter gehen auseinander. Für die Kuhhaltung machen Sie mit dem Einatmen ein Hohlkreuz, der Nabel geht zum Boden. Stellen Sie sich vor, Sie wollten mit dem Hinterkopf das Steißbein berühren. Die Schultern öffnen sich, die Schulterblätter gehen aufeinander zu.

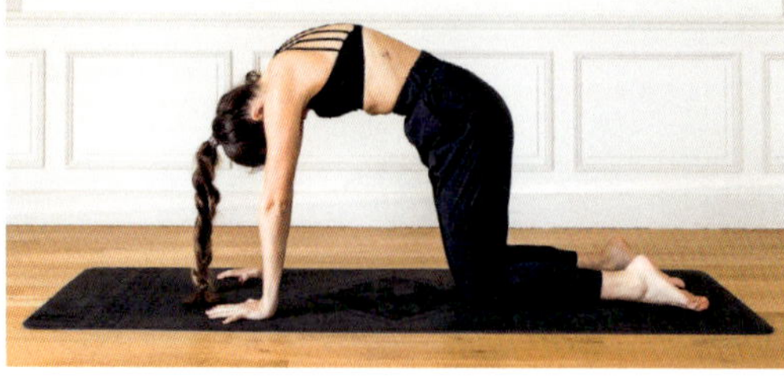

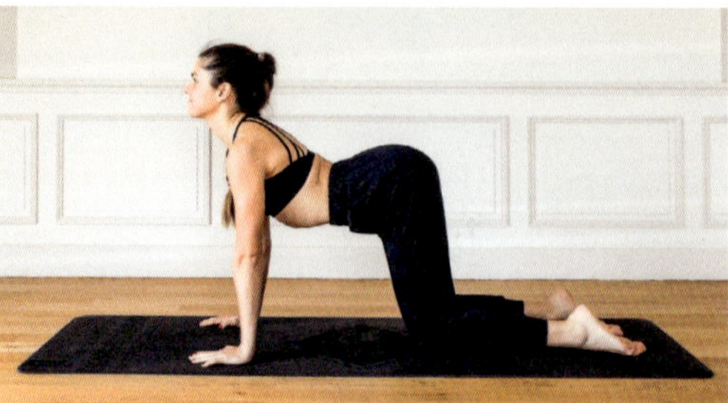

VARIANTEN

Legen Sie ein Kissen oder ein Handtuch unter die Knie. Sie können die Kombination auch variieren, indem Sie die Schultern in der Kuhstellung nach vorn schieben und in der Katzenhaltung das Gesäß zu den Fersen drücken.

KURZ UND KNAPP

Diese Kombination wird mit einer fließenden Bewegung ausgeführt, man atmet ein, um ein Hohlkreuz zu machen, man atmet aus, um einen Buckel zu machen.

Kleines Extra

Schließen Sie die Augen, machen Sie langsame Bewegungen und atmen Sie tief aus und ein.

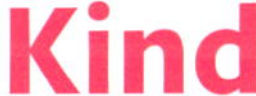

Kind

Balasana

DAUER: *Diese Haltung kann so lange gehalten werden, wie sie als wohltuend empfunden wird.*

Dies ist ein Moment der Entspannung und der Rückbesinnung auf die Mitte - eine Haltung, die Sie zu jedem beliebigen Zeitpunkt in Ihre Yogaübung einbauen können.

GRUNDSTELLUNG

Sie stützen sich auf die Knie, Schienbeine, Stirn und Hände, die alle auf dem Boden sind.

Kleines Extra
Zur Abwechslung können Sie die Arme auch entlang der Beine nach hinten legen. Das entlastet die Schultern.

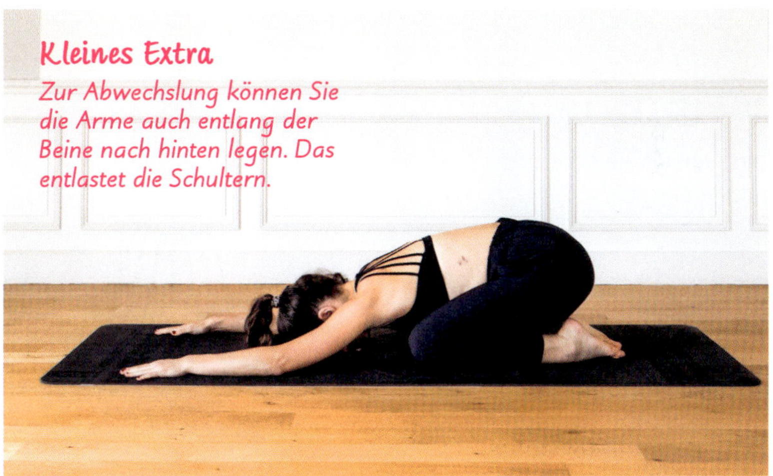

AUSRICHTUNG

Von der Katzenhaltung ausgehend (siehe S. 96) drücken Sie das Gesäß zu den Fersen. Ziehen Sie die Arme weit nach vorn, bis die Stirn den Boden berührt.

KURZ UND KNAPP

Eine Haltung zur Erholung. Die Vorderseite des Körpers ist zusammengeklappt, die Stirn liegt am Boden.

VARIANTEN

Wenn die Stirn den Boden nicht berührt, können Sie einen Yogablock oder ein Kissen unter den Kopf legen. Sie können den Yogablock auch unter das Gesäß legen, wenn es die Fersen nicht berührt. Ziehen Sie die Knie auseinander, um die Hüften zu dehnen.

Rückwärtige Gebetsstellung

Viparita Namaskarasana

Diese Haltung dehnt die Schultern sehr intensiv. Sie kann im Knien ausgeführt werden, aber Sie können die Hände auch in sehr vielen anderen Yogahaltungen auf diese Weise zusammenführen.

DAUER: *Diese Haltung kann fünf Atemzüge lang gehalten werden.*

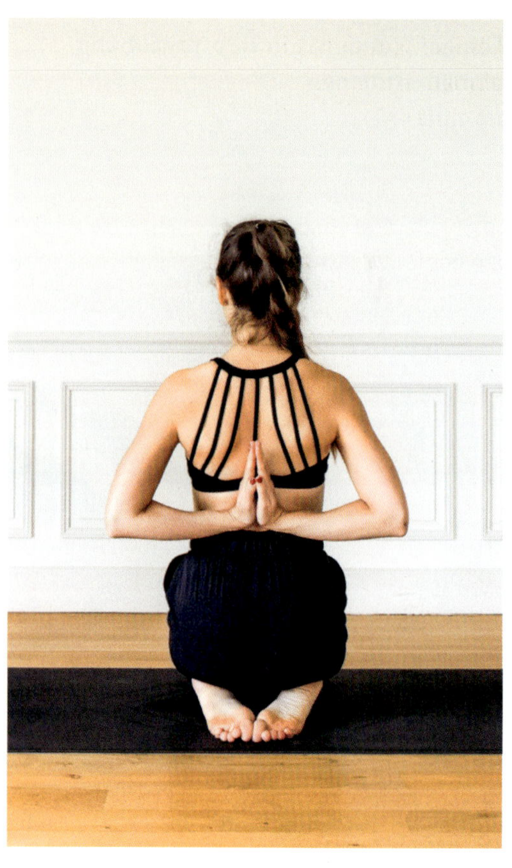

GRUNDSTELLUNG

Sie stützen sich auf die Knie und sitzen auf den Fersen.

AUSRICHTUNG

Der Oberkörper ist aufgerichtet, die Knie sind eng beieinander. Sie führen die Hände hinter den Rücken. Beginnen Sie damit, die Fingerspitzen aneinanderzulegen, und machen Sie weiter, bis die ganzen Handflächen aufeinanderliegen.

VARIANTE

Wenn die Hände sich nicht treffen, können Sie auch die gegenüberliegenden Ellbogen fassen.

Kleines Extra

Versuchen Sie diese Haltung, nachdem Sie das Brett trainiert haben. Das bringt eine große Erleichterung.

KURZ UND KNAPP

Die Hände liegen hinter dem Rücken vollständig aufeinander. Andernfalls wählen Sie die Möglichkeit, die Ellbogen zu berühren.

Totenstellung

Savasana

DAUER: *Mit etwas Übung können Sie die Pose mindestens zwei Minuten halten.*

Totenstellung – eine Bezeichnung, die nicht gerade zum Träumen einlädt. Dennoch werden Sie sie nach langer Übung schätzen. Sie wird traditionsgemäß am Ende eines Kurses eingenommen.

GRUNDSTELLUNG

Sie liegen ausgestreckt auf dem Boden.

KURZ UND KNAPP

Erholung ist das das oberste Gebot bei dieser Meditationshaltung.

AUSRICHTUNG

Die Füße sind leicht auseinandergestellt, die Zehenspitzen fallen nach außen. Die Arme liegen in leichtem Abstand entlang des Körpers, die Handflächen zeigen zur Decke. Der Kopf ist locker. Der ganze Körper befindet sich in einem Zustand der Entspannung.

VARIANTE

Um den Rücken zu entlasten, können Sie ein Kissen unter die Knie legen.

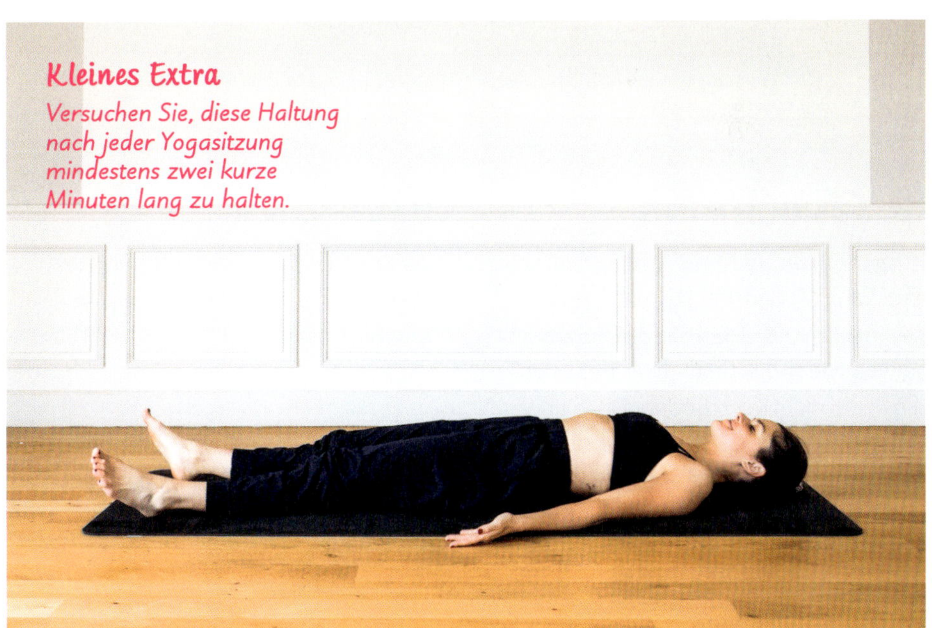

Kleines Extra

Versuchen Sie, diese Haltung nach jeder Yogasitzung mindestens zwei kurze Minuten lang zu halten.

Einbeinige tiefe Hocke

Eka pada malasana

DAUER: *Da diese Haltung intensiv ist, wird sie nur zwei oder drei Atemzüge lang gehalten. Wenn Ihr Körper es zulässt, können Sie sie länger halten.*

Diese Übung trainiert die Beweglichkeit des Fußgelenks und das Gleichgewicht. Darüber hinaus stärkt sie die Bein- und Gesäßmuskeln.

GRUNDSTELLUNG

Sie stützen sich auf einen Fuß.

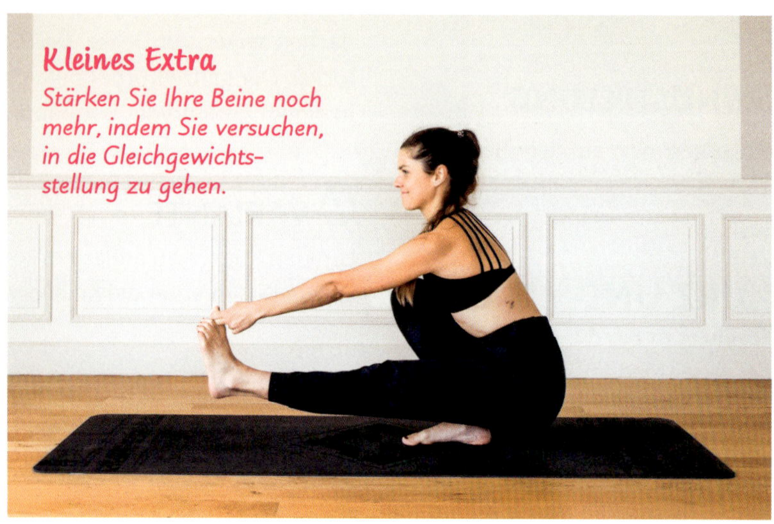

Kleines Extra

Stärken Sie Ihre Beine noch mehr, indem Sie versuchen, in die Gleichgewichtsstellung zu gehen.

AUSRICHTUNG

Ausgangshaltung ist die Stehende Beinstreckung (Ausgestreckte Hand greift großen Zeh). Winkeln Sie das Stützbein so weit wie möglich ab. Hier hebt sich die Ferse nicht vom Boden. Deshalb müssen Sie je nach Beweglichkeit Ihres Fußgelenks die Übung anpassen. Bleiben Sie einige Atemzüge lang unten, bevor Sie sich auf den Boden setzen oder wieder aufstehen.

VARIANTE

Sie können diese Übung auch mit einem Stuhl, auf den sie sich setzen, durchführen.

KURZ UND KNAPP

Ausgehend von der Stehenden Beinstreckung beugen Sie das Stützbein so stark, wie Sie maximal können.

Kuhgesicht

Gomukhasana

DAUER: *im Allgemeinen fünf bis zehn Atemzüge*

Diese Haltung dehnt die Außenseite der Hüften und ist eine hervorragende Übung, um alle Hüftöffnungen, die die Yogapraxis uns bietet, auszugleichen.

GRUNDSTELLUNG

Sie sitzen auf dem Boden, die Beine sind angewinkelt.

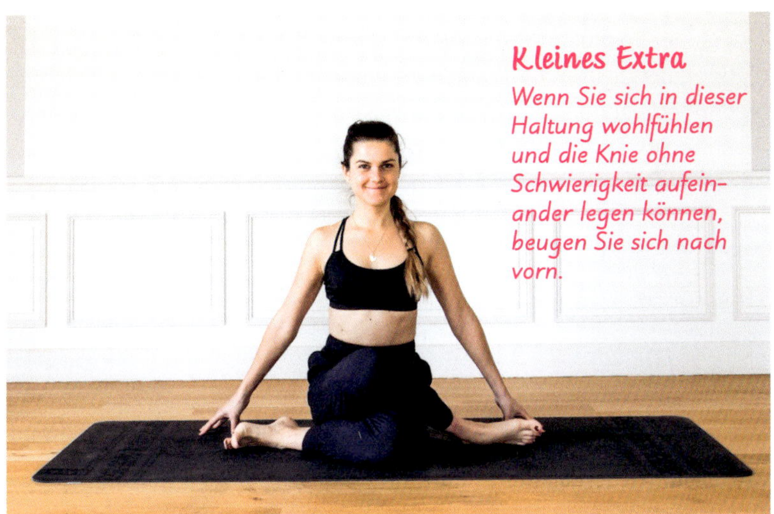

Kleines Extra

Wenn Sie sich in dieser Haltung wohlfühlen und die Knie ohne Schwierigkeit aufeinander legen können, beugen Sie sich nach vorn.

AUSRICHTUNG

Die linke Ferse ist auf dem Boden, so nahe wie möglich neben der rechten Pobacke. Die rechte Ferse ist auf dem Boden, so nahe wie möglich neben der linken Pobacke. Ein Bein liegt über dem anderen. Die Übung muss für beide Seiten wiederholt werden. Die Knie bewegen sich aufeinander zu, bis (vielleicht) eines auf dem anderen liegt. Der Oberkörper ist aufgerichtet, die Schultern sind tief, der Nacken ist lang.

VARIANTE

Sie können einen Yogablock unter das Gesäß legen – oder zwischen die Knie, wenn diese weit auseinander sind.

KURZ UND KNAPP

Diese Dehnung der Hüftaußenseite erfolgt im Sitzen mit angewinkelten Beinen. Die Fersen gehen jeweils zur gegenüberliegenden Pobacke, die Knie liegen aufeinander.

Liegender Twist

Jathara parivartanasana

DAUER: *im Allgemeinen fünf bis zehn Atemzüge*

Dies ist die ideale Haltung für einen behutsamen Beginn oder auch das Ende Ihrer Yogasitzung.

GRUNDSTELLUNG

Sie liegen in der Totenstellung (siehe S. 99) ausgestreckt auf dem Boden.

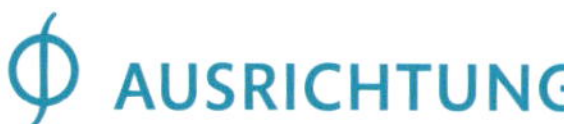

AUSRICHTUNG

Beugen Sie ein Bein und führen Sie das Knie Richtung Brust. Öffnen Sie die Arme auf beiden Seiten des Körpers zu einem T. Das Knie senkt sich dann auf die gegenüberliegende Seite. Das rechte Knie geht nach links, das linke Knie geht nach rechts. Drehen Sie den Kopf auf die andere Seite, weg vom Knie und achten Sie darauf, dass beide Schultern auf dem Boden liegen.

Kleines Extra
Sie können auch beide Knie anwinkeln und beide auf eine Seite fallen lassen.

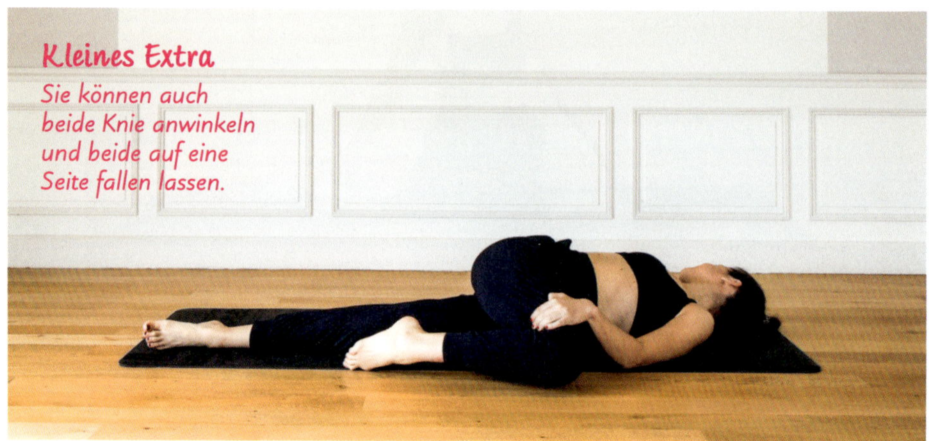

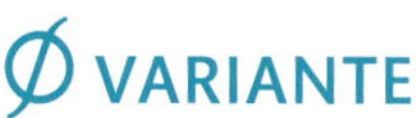

VARIANTE

Wenn das Knie den Boden nicht berührt, können Sie einen Yogablock darunter legen.

KURZ UND KNAPP

Diese entspannende Haltung beginnen Sie im Liegen und drehen den Oberkörper, indem Sie das angewinkelte Bein zur gegenüberliegenden Seite führen und dabei darauf achten, dass die Schultern gut am Boden verankert sind.

Offene Winkelhaltung

Upavistha konasana

DAUER: *im Allgemeinen zehn Atemzüge*

Diese Dehnung der Rück- und Innenseite der Oberschenkel findet häufig in sanfteren Übungsstunden oder am Ende eines etwas dynamischeren Kurses statt.

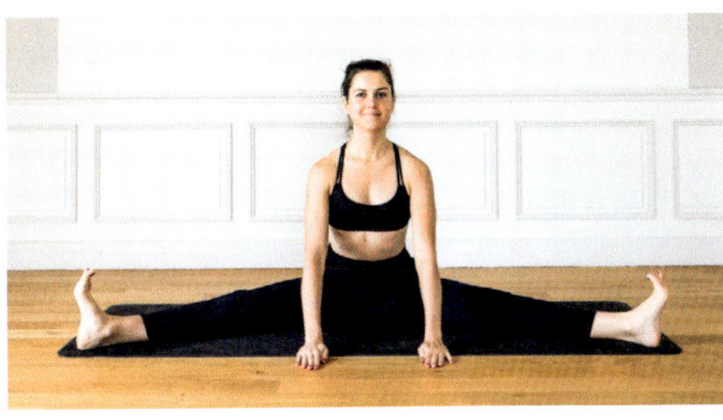

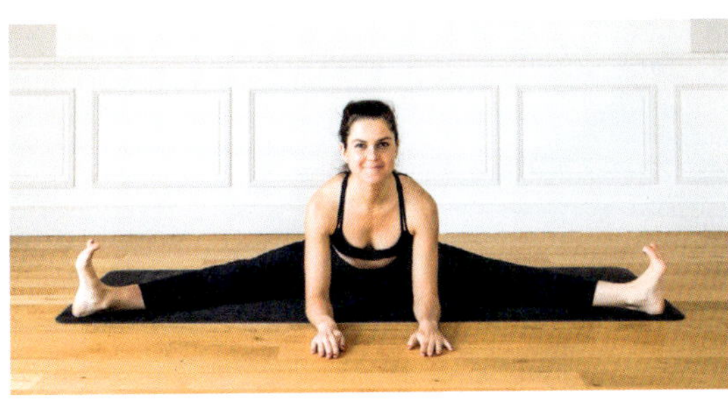

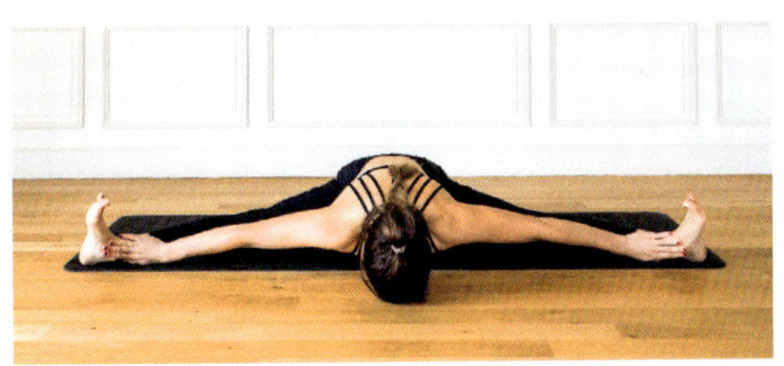

KURZ UND KNAPP

Diese Dehnung wird im Sitzen ausgeübt, die Beine sind entlang der Matte gegrätscht.

GRUNDSTELLUNG

Sie sitzen auf dem Boden. Die Beine sind gestreckt und gegrätscht.

AUSRICHTUNG

Sie stützen sich auf die Gesäßknochen. Der Rücken ist gerade, der Oberkörper aufgerichtet. Die Hände können nach hinten gelegt werden, um dafür zu sorgen, dass die Wirbelsäule lang bleibt. Wenn Sie den Rücken ohne Schwierigkeiten gerade halten können, beugen Sie sich nach vorn und bewahren Sie dabei das Gefühl eines geraden Rückens.
Die Beine sind gestreckt oder leicht gebeugt. Die Füße sind angewinkelt und die großen Zehen nach oben gerichtet. Sie bleiben oben, auch wenn der Oberkörper nach vorn geht.

VARIANTE

Die Hände oder auch die Ellbogen können vor dem Körper sein. Sie können auch die Stirn weit nach vorn beugen.

Spagat

Hanumasana

DAUER: *Diese Haltung wird im Allgemeinen drei bis fünf Atemzüge lang gehalten, manchmal länger.*

Als Symbol für einen gelenkigen Körper ist der Spagat ein häufiges Ziel. Manchen gelingt er leicht, anderen nur nach langem Training oder auch gar nicht. Glücklicherweise gibt es machbare Alternativen.

GRUNDSTELLUNG

Sie stützen sich auf beide Beine und Hände. Ein Bein ist nach vorn ausgestreckt, das andere nach hinten. Die ideale Ausgangshaltung ist der Halbe Spagat (siehe S. 58).

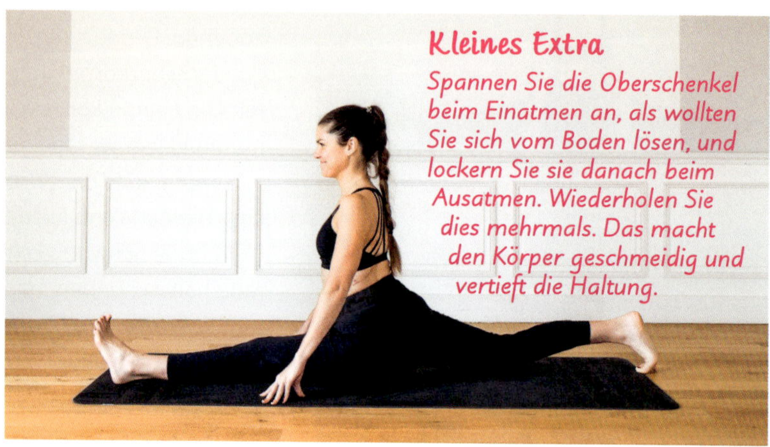

Kleines Extra

Spannen Sie die Oberschenkel beim Einatmen an, als wollten Sie sich vom Boden lösen, und lockern Sie sie danach beim Ausatmen. Wiederholen Sie dies mehrmals. Das macht den Körper geschmeidig und vertieft die Haltung.

AUSRICHTUNG

Der vordere Fuß kann nach vorn gestreckt sein oder abgewinkelt, ebenso der hintere Fuß. Für eine gute Ausrichtung des Beckens wird empfohlen, die Füße zu flexen. Die Hüfte auf der Seite des hinteren Beins tendiert dazu, sich zur Seite zu öffnen. Achten Sie darauf, dass sie nach vorn gerichtet bleibt, auf derselben Ebene wie die andere Hüfte.

VARIANTE

Wenn Sie den Boden nicht berühren, können Sie einen Yogablock unter die Pobacke des vorderen Beins legen.

KURZ UND KNAPP

Gehen Sie vom Halben Spagat aus und grätschen Sie die Beine so weit Sie können. Die Empfindungen sind intensiv, aber nicht schmerzhaft.

Heldensitz

Virasana

DAUER: *im Allgemeinen zehn Atemzüge*

In dieser Stellung wird die Vorderseite der Oberschenkel auf intensive Weise gedehnt. Die Dehnung kann auch auf die Knie übergehen, es ist deshalb wichtig, die Haltung den Möglichkeiten Ihres Körpers anzupassen.

GRUNDSTELLUNG

Sie stützen sich auf die Knie, die Füße zeigen nach hinten. Sie sitzen auf den Fersen oder auf dem Boden, wobei die Füße seitlich der Hüften liegen.

AUSRICHTUNG

Sie stützen die Hände so weit hinten wie möglich ab und beugen sich immer mehr nach hinten, bis Sie ein angenehmes Dehnungsgefühl spüren.

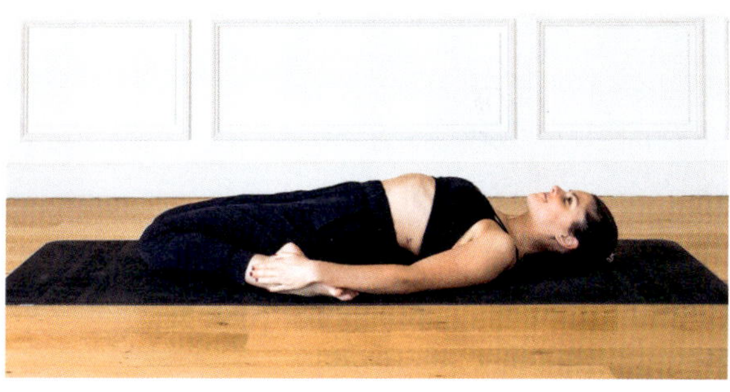

VARIANTE

Um die Knie zu entlasten, können Sie einen Yogablock unter das Gesäß legen.

Kleines Extra

Wenn es Ihnen gelingt, sich auf den Boden zu legen, strecken Sie die Arme weit über den Kopf nach hinten und üben Sie, den unteren Rücken zum Boden zu drücken, um die Haltung zu intensivieren.

KURZ UND KNAPP

Diese Dehnung wird im Sitzen ausgeführt, auf die Knie gestützt. Sie sitzen auf den Fersen, auf dem Boden oder auf einem Yogablock. Die Beugung nach hinten ist optional und ist nur interessant, wenn man die Empfindungen in gerader Haltung nicht spürt.

Zölibatshaltung

Brahmarcharyasana

DAUER: *Diese intensive Haltung wird im Allgemeinen drei bis fünf Atemzüge lang gehalten.*

Diese Übung kräftigt Schultern und Bauchmuskeln.

AUSRICHTUNG

Führen Sie die Schultern leicht nach vorn, runden Sie leicht den Rücken. Drücken Sie in die Hände, um das Gesäß vom Boden zu heben. Ziehen Sie den Nabel zur Wirbelsäule ein.

GRUNDSTELLUNG

Sie sitzen auf dem Boden, die Beine nach vorn ausgestreckt, die Hände neben den Oberschenkeln.

VARIANTE

Sie können unter den Händen zwei Yogablöcke platzieren, um das Gesäß zu heben. Das erleichtert die Übung ein wenig.

KURZ UND KNAPP

Sie sitzen auf dem Boden, die Hände liegen neben den Oberschenkeln. Spannen Sie die Arme an und bringen Sie dabei den Oberkörper leicht nach vorn, um das Gesäß vom Boden zu heben.

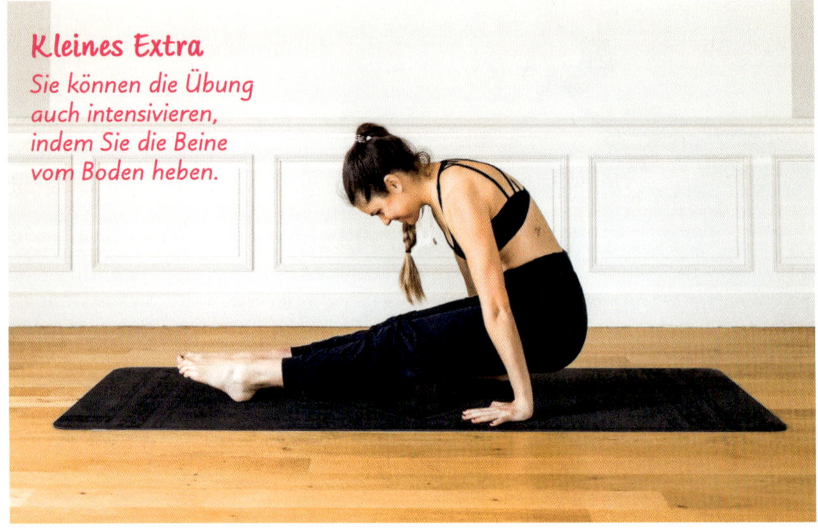

Kleines Extra

Sie können die Übung auch intensivieren, indem Sie die Beine vom Boden heben.

Eidechse

Utthan pristhasana

DAUER: *im Allgemeinen fünf bis zehn Atemzüge*

Sie profitieren durch eine Dehnung des unteren Rückens, von den Gesäß- bis zu den Hüftbeugemuskeln.

GRUNDSTELLUNG

Sie stützen sich auf Fuß und Knie. Beide Hände sind am Boden. Die ideale Ausgangshaltung ist der Tiefe Ausfallschritt (siehe S. 90).

AUSRICHTUNG

Sie beginnen im Tiefen Ausfallschritt und spreizen den vorderen Fuß etwas nach außen, um beide Hände an der Innenseite des Fußes zu positionieren. Danach bringen Sie den Oberkörper zum Boden. Versuchen Sie dabei, den Rücken lang und gerade zu machen und das Knie nahe an der Schulter zu halten. Das hintere Bein kann gestreckt oder gebeugt sein, mit dem Knie am Boden.

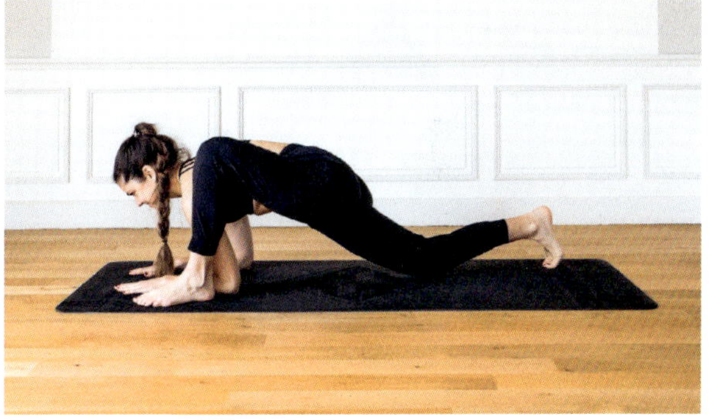

VARIANTEN

Wenn der Rücken sich rundet, obwohl die Hände auf dem Boden liegen, können Sie Yogablöcke unter die Hände legen, um den Oberkörper zu erhöhen.
Wenn Ihre Ellbogen den Boden ohne Schwierigkeiten berühren, strecken Sie das hintere Bein.

Kleines Extra

Wenn Sie sich mit den Ellbogen am Boden wohlfühlen, steigern Sie die Pose, indem Sie die Hand auf der Seite des vorderen Beins anheben. Beugen Sie das hintere Bein, um die Ferse so nahe wie möglich an das Gesäß zu bringen, und versuchen Sie, den Fuß mit der Hand zu greifen, die Sie vom Boden abgehoben haben.

KURZ UND KNAPP

Ausgehend vom Tiefen Ausfallschritt legen Sie die Hände an die Innenseite des vorderen Fußes auf den Boden. Der Oberkörper geht nach vorn, Sie dehnen die Hüfte und das vordere Bein. Die Dehnung wirkt auch auf die Hüftbeugemuskeln und die Vorderseite des hinteren Beins.

Heuschrecke

Salabhasana

DAUER: *im Allgemeinen fünf bis zehn Atemzüge*

Diese Übung stärkt die ganze rückseitige Muskelkette und ist daher sehr wohltuend bei Rückenschmerzen.

GRUNDSTELLUNG

Sie liegen ausgestreckt auf dem Bauch. Die ideale Ausgangshaltung ist die Kobra (siehe S. 42).

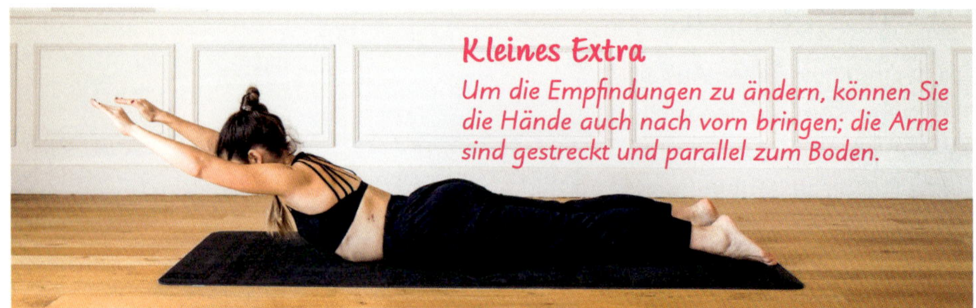

Kleines Extra

Um die Empfindungen zu ändern, können Sie die Hände auch nach vorn bringen; die Arme sind gestreckt und parallel zum Boden.

AUSRICHTUNG

Ausgehend von der Kobrahaltung strecken Sie die Arme nach hinten, die Handflächen zeigen zum Boden oder zueinander. Heben Sie die Brust vom Boden. Die Schultern öffnen sich, die Schulterblätter bewegen sich aufeinander zu. Der Nacken bleibt in der Verlängerung der Wirbelsäule.

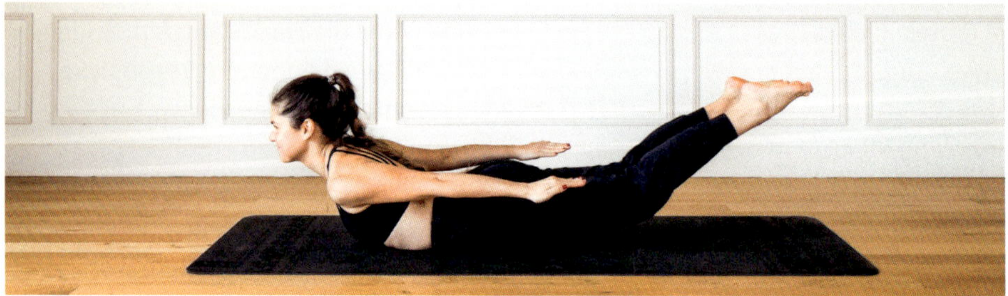

VARIANTE

Eine andere Möglichkeit ist es, die Füße vom Boden zu heben.

KURZ UND KNAPP

Ausgestreckt heben Sie den Oberkörper vom Boden und ziehen dabei die Schultern nach hinten.

TIPPS FÜR YOGA-SESSIONS

Die folgenden Sequenzen können angepasst und individuell gestaltet werden. In jeder Sequenz finden Sie eine Reihe von Haltungen, die Sie in der empfohlenen Reihenfolge ausüben sollten. Es steht Ihnen frei, verschiedene Sequenzen zu mischen oder die eine oder andere Haltung, die Ihnen gefällt, hinzuzufügen. Betrachten Sie diese Übungsreihen als eine Grundlage, auf der Sie Ihre eigene Session zusammenstellen können.

Wenn Sie Anfänger*in sind, empfehle ich Ihnen, die Sequenzen so auszuführen, wie Sie sie vorfinden. Erst mit etwas Übung werden Sie lernen, was dem Körper gut tut und was angenehm ist. Die Sequenzen einzuhalten, hat einen Vorteil: man übt auch Haltungen, die man nicht mag und in Eigenregie sogar vermeiden würde. Manchmal sind gerade die Haltungen, die man am wenigsten mag, besonders wohltuend!

Diese Sessions schlagen Ihnen Übungssequenzen ohne die üblichen Flows vor, wie man Sie aus dem Vinyasa-Yoga kennt. Sie werden hier Erläuterungen dafür finden, wie man die Haltungen auf einfachste Weise aneinanderreiht.

Ich habe möglichst viele verschiedenartige Haltungen ausgewählt, damit jede Session einzigartig ist. Es sind Teile meiner Yogastunden, die ich je nach Thema des Kurses meinen Schüler*innen sehr häufig empfehle. Ich hoffe, Sie werden sie genießen und erfolgreich für Ihren Körper und Ihre Ziele umsetzen!

Trainieren Sie die rechte und die linke Seite gleichermaßen, wenn die Haltungen asymmetrisch sind. Alle Haltungen können fünf bis zehn Atemzüge lang gehalten werden.

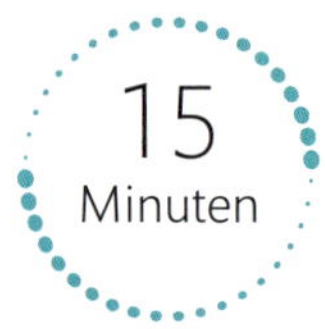

BEWEGLICHKEIT DER BEINE

Egal, ob Sie den ganzen Tag sitzen oder stehen und aktiv sind: Für die Gesundheit des ganzen Körpers ist es unerlässlich, die Beine zu dehnen. Sie sind es, die uns tragen. Steifigkeit in den Beinen kann zu Steifigkeit oder Schmerzen im Rücken führen. Wenn Sie sie dehnen, schützen Sie sich vor möglichen Schmerzen.

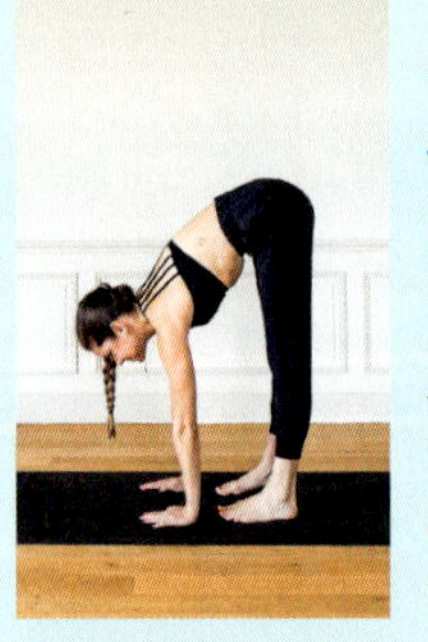

1 STEHENDE VORBEUGE (S. 14)

Warum? Um die Beine beweglich zu machen, sollten Sie die Sitzung mit einer Lockerungshaltung beginnen, die die Dehnung behutsam einleitet.

Übergang Stellen Sie sich mit gestreckten Beinen auf die Matte und beugen Sie sich nach vorn, bis Sie Ihre eigene Version der Stehenden Vorbeuge gefunden haben.

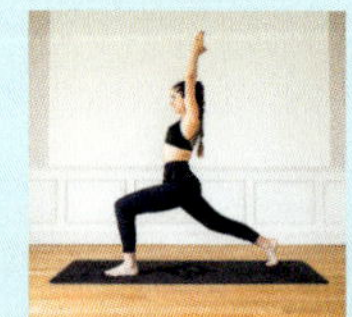

2 AUSFALLSCHRITT (S. 90)

Warum? Der Ausfallschritt ist eine wirksame Dehnung des Psoas-Muskels und der Hüftbeugemuskeln, wenn man sich darum bemüht, das Steißbein nach unten zu drücken.

Übergang Ausgehend von der Stehenden Vorbeuge machen Sie mit einem beliebigen Bein einen großen Schritt nach hinten und richten dann den Oberkörper auf, um nach vorn zu schauen.

Variante Mit dem Knie am Boden ist der Tiefe Ausfallschritt weniger anstrengend. Mit gestrecktem hinteren Bein sind die Empfindungen intensiver, und das vordere Bein muss aktiv mitarbeiten.

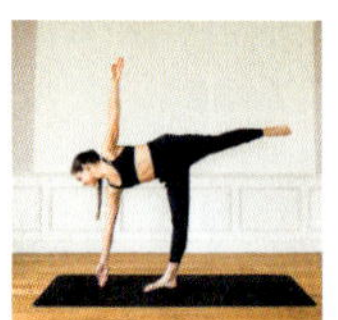

3 HALBMOND (S. 26)

Warum? Der Halbmond dehnt die Innen- und Rückseite der Oberschenkel und die ganze Körperseite.

Übergang Ausgehend vom Ausfallschritt beugen Sie sich nach vorn. Die Hand auf der Seite des vorderen Beins berührt den Boden, die andere Hand geht zur Decke. Sie heben das hintere Bein, gleichzeitig dreht sich der Oberkörper nach vorn.

Variante Sie können einen Yogablock unter die Hand auf dem Boden legen.

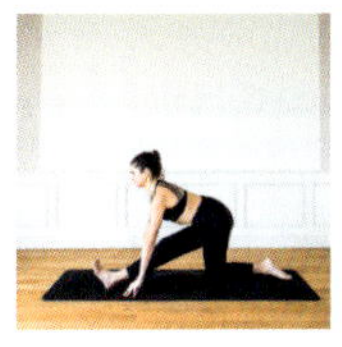

4 HALBER SPAGAT (S. 58)

Warum? Diese Haltung dehnt effektiv die Rückseite der Beine bis zum unteren Rücken.
Übergang Gehen Sie vom Halbmond zum Ausfallschritt über und legen Sie das hintere Knie auf den Boden. Strecken Sie das Bein und gehen Sie über in den Halben Spagat.
Variante Sie können das vordere Bein so abwinkeln, dass der Rücken gerade bleibt.

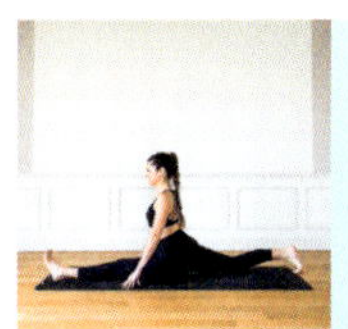

5 SPAGAT (S. 104)

Warum? Der vollständige Spagat dehnt die Rückseite des vorderen Beins und die Hüftbeugemuskeln.
Übergang Ausgehend vom Halben Spagat lassen Sie die vordere Ferse langsam nach vorn rutschen, während das hintere Knie, das auf dem Boden liegt, ein wenig zurückweicht. Sehen Sie, wie weit Sie kommen. Die Empfindungen sind intensiv! Seien Sie behutsam.
Variante Für den Spagat, wie man ihn sich bildlich vorstellt, müssen das vordere und das hintere Bein eine gerade Linie bilden. Die Dehnung bleibt aber ebenso wirksam, wenn Ihnen diese gerade Linie nicht gelingt. Gehen Sie in der Haltung nur so weit, dass Sie ein intensives Gefühl der Dehnung haben, aber die Stellung bewältigen können, nicht weiter!

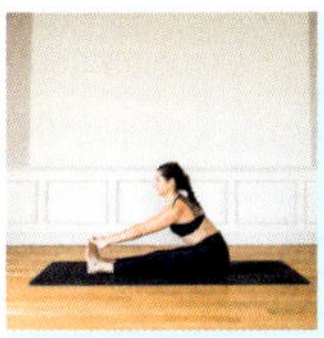

6 SITZENDE VORBEUGE (S. 16)

Warum? Sie sollten eine Yogasitzung mit etwas sanfteren Dehnungen wie dieser beenden. Sie dehnen die Rückseite der Beine.
Übergang Wenn Sie den Spagat beendet haben, setzen Sie sich auf den Boden und strecken die Beine nach vorn aus, um sich in die Sitzende Vorbeuge zu begeben.
Variante Beugen Sie die Beine so weit wie nötig, um den Rücken flach zu halten.

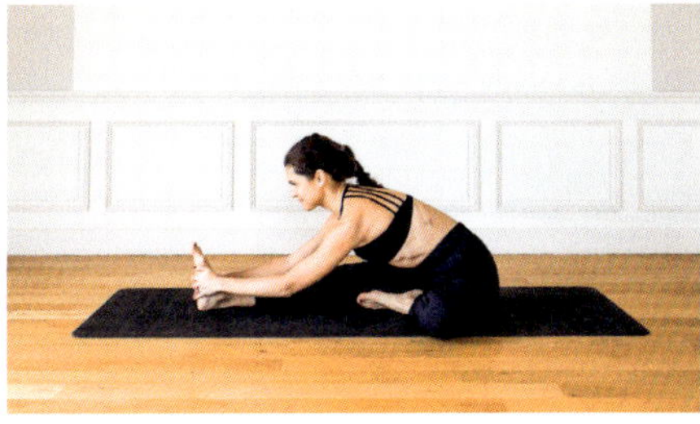

7 KOPF ZUM KNIE (S. 54)

Warum? Außer dem gestreckten Bein dehnen Sie auch die Hüfte auf der Seite des angewinkelten Beins.
Übergang Setzen Sie sich auf den Boden, die Beine nach vorn ausgestreckt, und führen Sie ein Knie an die Brust. Lassen Sie dieses Knie dann zum Boden sinken, um die Hüfte zu öffnen.
Variante Das Knie geht Richtung Boden, kann ihn aber nicht berühren. Das ist abhängig von der Öffnung der Hüften.

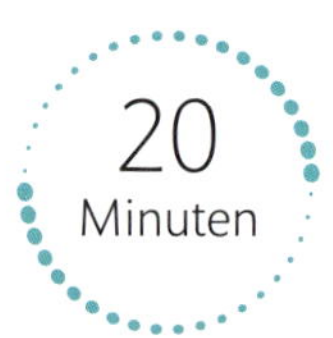

ÖFFNUNG DER HÜFTEN

Wie die Dehnung der Beine ist auch die Dehnung der Hüften unerlässlich für einen gesunden Rücken. Man neigt zu Steifigkeit, wenn man viel läuft, aber auch wenn man sitzt! Im Yoga sind die Hüften auch das Zentrum starker Gefühle. Sie werden spüren, dass Sie in dem Augenblick, in dem Sie die Hüften dehnen, den Kiefer anspannen möchten. Versuchen Sie, ihn zu lockern.

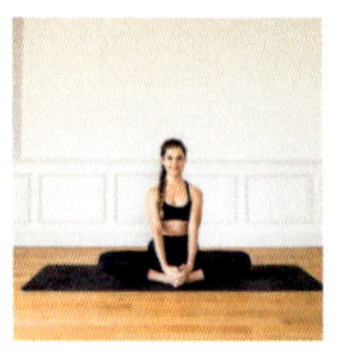

1 SCHMETTERLING (S. 70)

Warum? Die Haltung dehnt die Hüften und die Innenseite der Oberschenkel. Man nennt diese Übung Hüftöffner. Denken Sie daran, tief zu atmen und den Kiefer zu lockern.
Übergang Setzen Sie sich auf den Boden und finden Sie Ihre Version der Haltung.
Variante Sie können Yogablöcke verwenden und entweder unter das Gesäß oder unter die Knie legen, wenn diese den Boden nicht berühren.

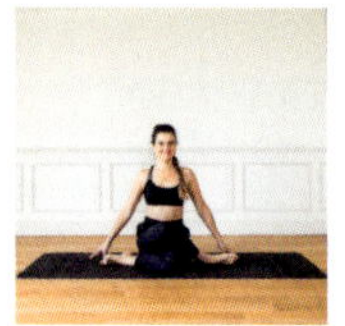

2 KUHGESICHT (S. 101)

Warum? Um zwischen der Öffnung der Hüften (Schmetterling) und der Dehnung der Außenseite der Hüften auszugleichen.
Übergang Ausgehend von der Schmetterlingshaltung setzen Sie die Fersen so, wie sie für die Ausrichtung des Kuhgesichts gewollt sind, und setzen Ihre tiefe Atmung fort.
Variante So wie bei der Schmetterlingshaltung können Sie auch hier einen Yogablock unter das Gesäß legen.

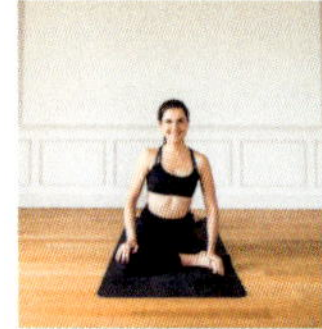

3 TAUBE (S. 48)

Warum? Solange Sie nur auf eine Hüfte gestützt sind, sind die Empfindungen im vorderen Bein besonders stark. Währenddessen werden die Hüftmuskeln auf der Seite des hinteren Beins unterschiedlich gedehnt.
Übergang Nachdem Sie das Kuhgesicht auf beiden Seiten ausgeführt haben, können Sie ein Bein nach hinten verlagern und sich in die Version der Taube begeben, die Ihnen zusagt.
Variante Wenn Sie sich auf Erholung und eine behutsame Öffnung konzentrieren möchten, beugen Sie sich nach vorn. Wenn Sie die Empfindungen im hinteren Bein intensivieren wollen, können Sie das Bein anwinkeln und den Fuß in die Hand nehmen.

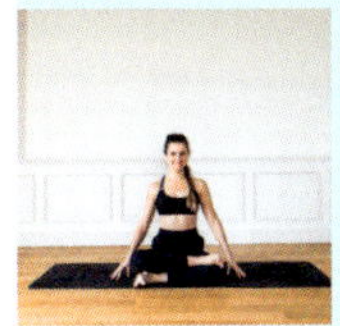

4 DOPPELTE TAUBE (S. 50)

Warum? Nachdem Sie die Taubenhaltung auf beiden Beinen ausgeführt haben, wird die Öffnung größer sein. Sie können sich also in der Pose wohlfühlen und trainieren trotzdem dabei.
Übergang Aus der Haltung der Taube heraus beugen Sie sich ein wenig zur Seite, um das hintere Bein nach vorn zu bringen.
Variante Wie bei den anderen Haltungen können Sie einen Yogablock unter das Gesäß oder zwischen die Knie legen.

5 TIEFE HOCKE (S. 74)

Warum? Dadurch, dass Sie mit den Ellbogen die Knie auseinanderdrücken, setzen Sie das Training der Hüftöffnung fort.
Übergang Gehen Sie in die Berghaltung (siehe S. 28). Stellen Sie die Füße etwas mehr als hüftbreit auseinander und gehen Sie zur tiefen Hocke nach unten.
Variante Sie können, wenn nötig, die Fersen mithilfe eines Handtuchs leicht erhöhen.

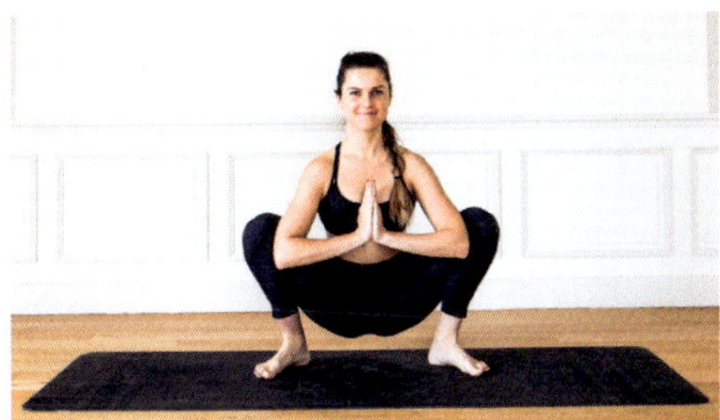

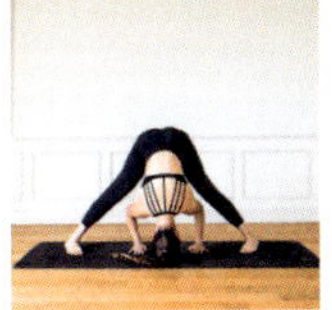

6 VORBEUGE IM WEITEN SPREIZ (S. 32)

Warum? Nach dem Training der Außenrotation der Hüfte dehnen wir nun die rückseitige Oberschenkelmuskulatur und machen eine leichte Innenrotation der Hüften. Diese Haltung ist auch sehr wohltuend für den Rücken und die Halswirbelsäule, wenn es Ihnen gelingt eine gute Balance zwischen Muskelanspannung und Lockerung des Nackens zu finden.
Übergang Strecken Sie die Beine wieder und stellen Sie die Füße so weit auseinander, dass Sie eine leichte Dehnung an der Innenseite der Oberschenkel spüren.
Variante Wenn Sie den Boden nicht berühren, können Sie einen Yogablock unter die Hände legen.

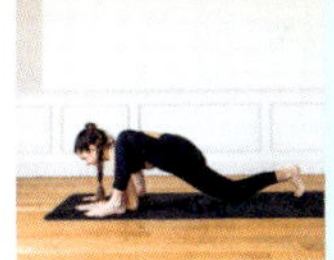

7 EIDECHSE (S. 107)

Warum? Die Eidechse dehnt nach der Tiefen Hocke die Muskeln, die aktiv waren.
Übergang Aus der Vorbeuge im weiten Spreiz heraus drehen Sie sich zur Vorderkante der Matte und gehen in einen tiefen Ausfallschritt. Vom tiefen Ausfallschritt gehen Sie in die Haltung der Eidechse über.
Variante Passen Sie die Intensität der Haltung mit Yogablöcken an oder strecken Sie das hintere Bein.

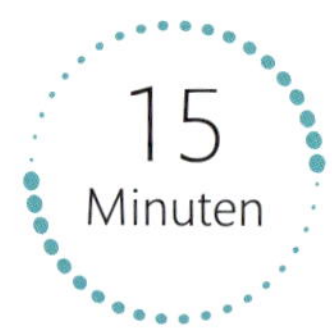

DEHNUNG DER HÜFTBEUGE-MUSKELN

Die Hüftbeugemuskeln beugen sich, wenn wir sitzen. Ihre Dehnung ist daher wohltuend als Ausgleich für unsere vorwiegend sitzende Lebensweise. Der Psoas-Muskel reicht bis in den unteren Rücken. Verspannungen können zu Beschwerden im Rücken oder in den Beinen führen.

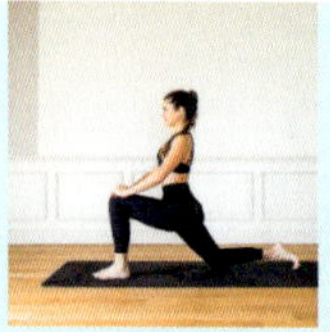

1 TIEFER AUSFALLSCHRITT (VARIANTE BECKEN NACH VORN, S. 90)

Warum? Indem Sie die Hüften höher bringen und das Steißbein Richtung Boden drücken, betonen Sie die Empfindungen in den Hüftbeugemuskeln auf der Seite des hinteren Beins.

Übergang Machen Sie aus der Berghaltung (siehe S. 28) heraus einen großen Schritt nach hinten und gehen Sie in den tiefen Ausfallschritt.

Variante Heben Sie den hinteren Fuß an und nehmen Sie ihn in die Hand.

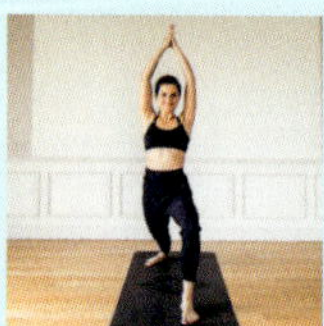

2 KRIEGER 1 (S. 18)

Warum? Nach dem tiefen Ausfallschritt ist es Zeit, die Öffnung und Dehnung mit dem Krieger 1 zu steigern. Dadurch, dass die Ferse auf dem Boden aufliegt, wird die Ausrichtung des Beckens leicht verändert und die Trainingsarbeit verbessert.

Übergang Ausgehend vom Tiefen Ausfallschritt strecken Sie das hintere Bein, gehen zum Hohen Ausfallschritt über und stellen die Ferse auf den Boden, um die Ausrichtung zu finden.

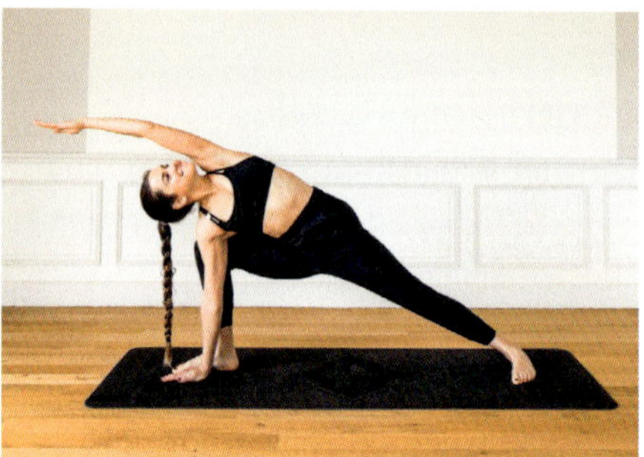

3 GESTRECKTER SEITLICHER WINKEL (S. 30)

Warum? Die Empfindung, die man hier für die Hüftbeugemuskeln anstrebt, ist ein Raumgefühl. Der Gestreckte seitliche Winkel bietet diese Möglichkeit, indem er eine große Linie von den Fingerspitzen bis zur Ferse des hinteren Beins zeichnet.

Übergang Gehen Sie vom Krieger 1 in den Krieger 2 (siehe S. 20) über und strecken Sie sich zum Gestreckten seitlichen Winkel.

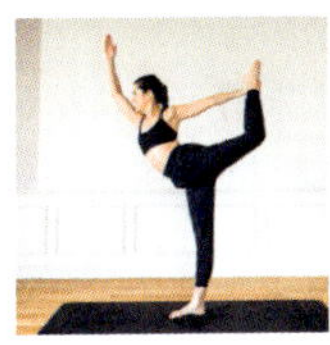

4 TÄNZER (S. 36)

Warum? Sie trainieren Ihr Gleichgewicht und dehnen darüber hinaus die Vorderseite des Beins, das in der Luft ist.
Übergang Gehen Sie zunächst in die Berghaltung (siehe S. 28) zurück und dann zur Haltung des Tänzers über. Wenn Sie eine Seite trainiert haben, gehen Sie wieder zurück in die Berghaltung und verfahren Sie mit der anderen Seite ebenso.
Variante Sie haben die Möglichkeit, sich nach vorn zu beugen oder eine Öffnung der Brust herbeizuführen, um auch an der Dehnung der Wirbelsäule zu arbeiten.

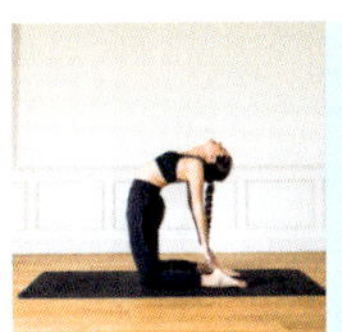

5 KAMEL (S. 68)

Warum? Nachdem Sie im Stehen an den dynamischen Öffnungen gearbeitet haben, die alle Muskeln des Körpers beanspruchen, gehen wir nun zu einem gezielteren Training über. Die Kamelhaltung ist eine hervorragende Übung, um die Intensität zu senken, aber dabei die Dehnung zu verstärken.
Übergang Ausgehend von der Berghaltung (siehe S. 28) gehen Sie in die Knie, um in Ihrem eigenen Tempo in die Kamelhaltung zu gelangen.
Variante Je nach Gelenkigkeit können Sie die Füße strecken oder die Zehen aufstellen.

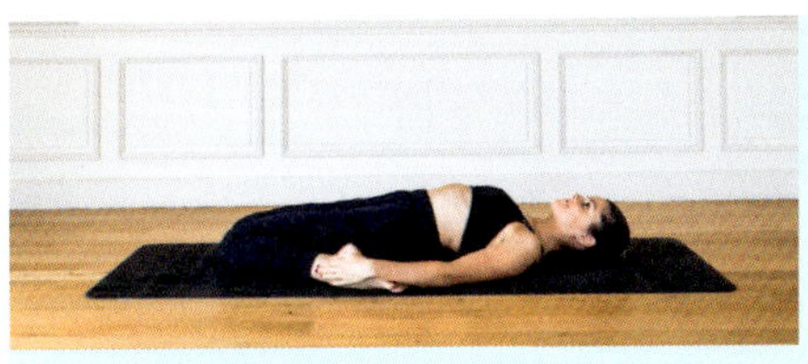

6 HELDENSITZ (S. 105)

Warum? Weiterhin ist die Absicht, die Intensität zu senken und dennoch die Muskeln, die nun etwas weniger aktiv sind, gezielt zu trainieren. Der Heldensitz bleibt eine intensive Dehnung.
Übergang Setzen Sie sich auf die Fersen. Nehmen Sie die Version des Heldensitzes ein, die Ihnen am meisten zusagt.
Variante Denken Sie an den Yogablock unter dem Gesäß, um Knie und Hüften ein wenig zu entlasten.

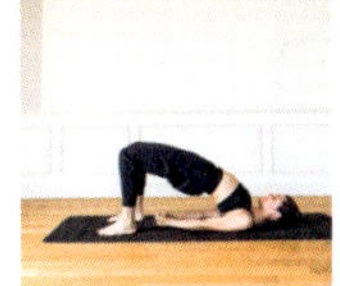

7 HALBE BRÜCKE (S. 46)

Warum? Diese Haltung ist perfekt geeignet, um eine Sitzung zur Dehnung der Hüftbeugemuskeln zu beenden.
Übergang Setzen Sie sich auf die Matte und legen Sie sich auf den Rücken. Rollen Sie dabei Wirbel für Wirbel ab. Nehmen Sie sich Zeit, sich gut zu platzieren, um in die Halbe Brücke zu kommen.
Variante Für ein weniger kraftvolles Training können Sie einen Yogablock unter das Kreuzbein (gleich oberhalb des Steißbeins) legen.

VERBESSERUNG DES GLEICH-GEWICHTS

Für diese Übungssequenz muss Ihr Körper aufgewärmt sein. Dafür können Sie die Haltungen Katze-Kuh, Heraufschauender und Herabschauender Hund anwenden.

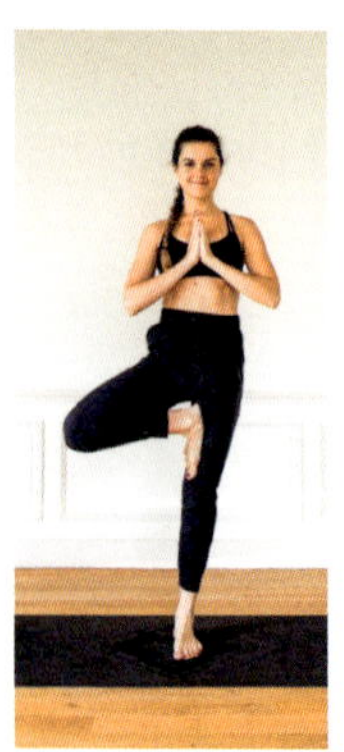

1 BAUM (S. 34)

Warum? Diese Haltung ist ideal für die Verankerung, für ein gutes Gefühl auf dem Boden und daher eine ausgezeichnete Grundlage für den Rest der Sitzung.

Übergang Nehmen Sie sich Zeit, um von der Berghaltung (siehe S. 28) in die Baumhaltung überzugehen.

Variante Wenn Ihnen die Gebetshaltung der Hände wirklich leicht fällt, versuchen Sie, die Arme zum Himmel zu heben. Stellen Sie sich vor, dass aus den Füßen Wurzeln wachsen und die Arme Äste sind.

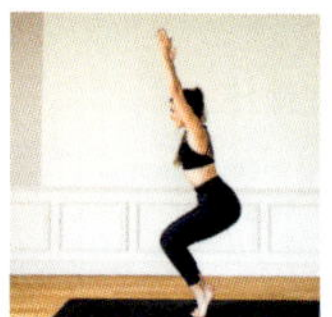

2 STUHL AUF ZEHENSPITZEN (S. 12)

Warum? Diese Variante der Stuhlhaltung erlaubt es, das Gleichgewicht zu verlagern und zwingt uns, alle stabilisierenden Muskeln des unteren Körperbereichs zu beanspruchen.

Übergang Gehen Sie von der Berghaltung in die Stuhlhaltung über und heben Sie dann die Fersen vom Boden. Achten Sie auf die Ausrichtung des Körpers.

Variante Strecken Sie die Arme nach oben oder beugen Sie sich nach vorn und strecken die Arme nach hinten.

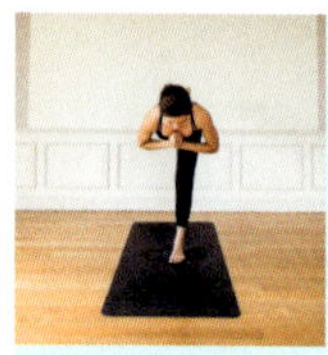

3 KRIEGER 3 (S. 22)

Warum? Hier stellt der Oberkörper das Gleichgewicht her. Es werden also andere Muskeln aktiviert.

Übergang Heben Sie, ausgehend von der Berghaltung, einen Fuß vom Boden, um das Knie zur Brust zu führen. Beugen Sie sich dann nach vorn und bringen Sie dabei den Fuß nach hinten. Finden Sie allmählich die passende Ausrichtung und halten Sie die Pose. Kommen Sie in die Berghaltung zurück und wiederholen Sie die Schritte auf der anderen Seite.

Varianten Bringen Sie die Hände abwechselnd in die Gebetshaltung oder nach hinten. Sie können auch mehrmals aus der Pose Krieger 3 das Knie nach vorn drücken und wieder ausstrecken.

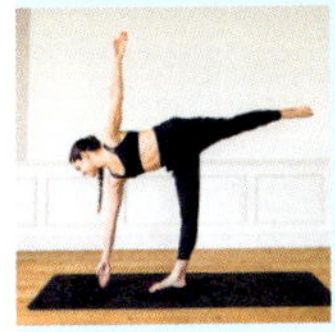

4 HALBMOND (S. 26)

Warum? Arbeit am Gleichgewicht: Sie fügen eine Herausforderung hinzu, denn der Oberkörper ist zur Seite geöffnet.
Übergang Ausgehend von der Berghaltung machen Sie dieselben Schritte wie für Krieger 3. Vom Krieger 3 aus gehen Sie in den Halbmond, indem Sie die Arme öffnen, einen Richtung Boden, den anderen zum Himmel.
Variante Um die Haltung schwieriger zu machen, können Sie den Blick nach oben richten.

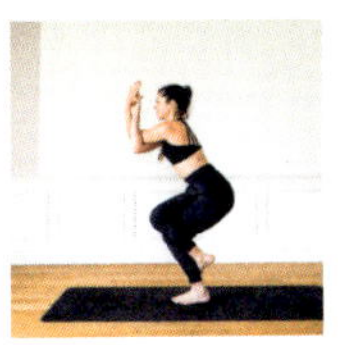

5 ADLER (S. 91)

Warum? Ebenso wie bei der Baumhaltung konzentrieren wir uns wieder auf unsere Stützpunkte. Die Absicht ist – im Gegensatz zur Halbmond-Stellung, in der man sehr viel Raum einnimmt –, wieder zur Mitte zurückzukommen.
Übergang Nehmen Sie sich Zeit, um aus der Berghaltung in Ihre Version der Adlerhaltung zu gelangen. Kehren Sie in die Berghaltung zurück und wiederholen Sie die Adlerhaltung auf der anderen Seite.
Varianten Sie können die Ellbogen nach oben ziehen und die Brust öffnen, oder auch eine in sich gekehrte Haltung einnehmen. Beugen Sie sich in letzterer Option nach vorn und stellen Sie sich eine Landschaft vor, über die Sie gerade fliegen.

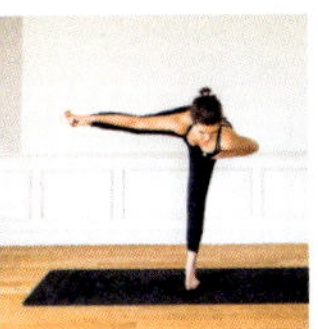

6 STEHENDE BEINSTRECKUNG (S. 89)

Warum? In dieser Übung sind Gleichgewicht, Kraft und Konzentration vereint, und wir brauchen alle drei Trainingselemente, damit der Körper die Gleichgewichtsposen ohne Schwierigkeit aufrecht erhalten kann.
Übergang Heben Sie, ausgehend von der Berghaltung, einen Fuß vom Boden, führen Sie das Knie zur Brust und legen Sie den Arm an die Innenseite des gebeugten Beins, um den großen Zeh zu greifen. Finden Sie allmählich Ihre Version der Haltung. Kehren Sie in die Berghaltung zurück und wiederholen Sie die Übung auf der anderen Seite.
Varianten Dies ist eine Haltung für Fortgeschrittene. Wählen Sie mit Bedacht die Option, die Ihnen machbar und für Ihren Körper wohltuend erscheint.

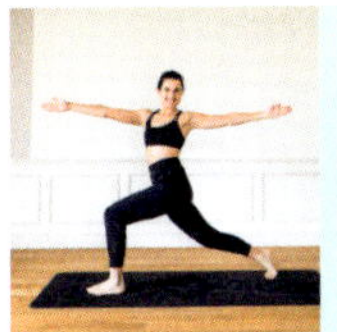

7 GEDREHTER AUSFALLSCHRITT (S. 40)

Warum?
Diese letzte Übung ist sehr gut für das Gleichgewicht, weil eine zusätzliche Herausforderung darin besteht, den Blick zur Seite zu richten.
Übergang Machen Sie aus der Berghaltung heraus einen großen Schritt nach hinten und finden Sie sich in Ihre Version des Gedrehten Ausfallschritts hinein.
Variante Sie können auch die passive Version ausführen. Auch sie ist eine Herausforderung für das Gleichgewicht.

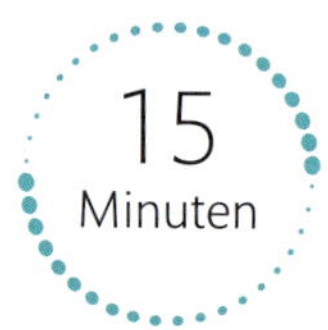

VERBESSERUNG DER INVERSIONS-HALTUNGEN

Die Inversionshaltungen sind alle Haltungen, in denen sich das Herz über dem Kopf befindet. Bei Inversionen das Gleichgewicht zu halten erfordert Selbstüberwindung. Da regelmäßiges Training vieles möglich macht, setze ich viel Vertrauen in Sie.

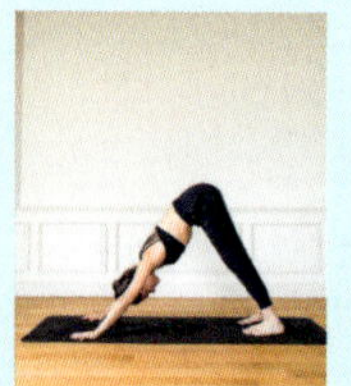

❶ HERABSCHAUENDER HUND (S. 8)

Warum? Die Haltung ist ideal, um sich daran zu gewöhnen, den Kopf nach unten zu halten. Sie strafft den Körper, macht die Beine gelenkig, damit man leichter ins Gleichgewicht kommt, und stärkt Schultern und Arme.

Übergang Heben Sie aus der Haltung Katze oder Kuh (siehe S. 96) die Knie vom Boden, drücken Sie das Gesäß nach oben und hinten. Nehmen Sie die Haltung Herabschauender Hund ein.

Variante Sowohl mit gebeugten als auch mit gestreckten Beinen ist die Haltung ein wirksames Training.

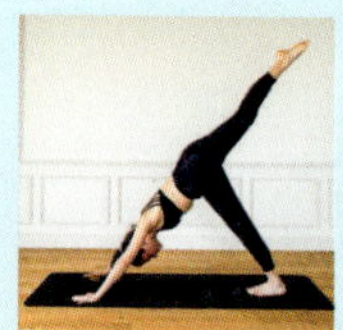

❷ DREIBEINIGER HUND (S. 84)

Warum? Man profitiert noch von dem Training des Herabschauenden Hundes, doch für den Körper, der die Balance halten muss, speziell die Schultern, wird die Belastung etwas größer.

Übergang Gehen Sie vom Herabschauenden Hund (siehe S. 8) aus und heben Sie ein Bein Ihrer Wahl. Bewegen Sie die Hüfte und das Bein nach oben und nach unten, damit Sie spüren, wie unterschiedlich das Gleichgewicht gehalten wird.

Variante Sowohl bei gestrecktem als auch gebeugtem Bein üben Sie Gleichgewichts- und Raumgefühl.

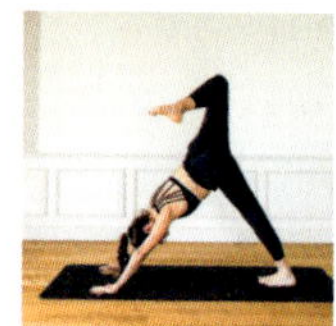

❸ DREIBEINIGER HUND VARIANTE (S. 84)

Warum? Wir verfolgen dieselbe Absicht wie mit den beiden vorhergehenden Haltungen. Außerdem wird durch das gebeugte Knie die Verteilung des Körpergewichts verändert und wir können neue Übungen ausführen.

Übergang Winkeln Sie aus dem Dreibeinigen Hund kommend das Bein an. Sie führen die Ferse zum Gesäß und das Knie zur Decke.

Variante Beschreiben Sie mit dem Knie große Kreise.

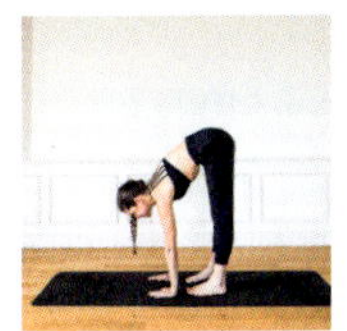

4 STEHENDE VORBEUGE (S. 14)

Warum? Für Haltungen wie den Kopfstand muss die Rückseite der Oberschenkel geschmeidig sein. Es gibt kein Inversionstraining ohne Übungseinheiten, die die Rückseite der Beine biegsam machen.

Übergang Machen Sie aus dem Herabschauenden Hund heraus zwei große Schritte nach vorn, um in Ihre Version der Stehenden Vorbeuge zu gelangen.

Variante Sie können sich auch für ein dynamisches Training für die Haltung Halber Stuhl (siehe S. 87) entscheiden.

5 DELFIN (S. 60)

Warum? Diese Übung dient der Stärkung der Schultern und dem Aufbau der Muskeln, die nötig sind, um die Inversionshaltungen gefahrlos auszuführen.

Übergang Kehren Sie in den Herabschauenden Hund zurück und legen Sie die Ellbogen auf den Boden. Passen Sie, wenn nötig, die Position der Füße an.

Variante Um das Schultertraining zu verstärken, können Sie die Schultern nach vorn und wieder zurück bewegen. Spüren Sie der Gewichtsverteilung nach!

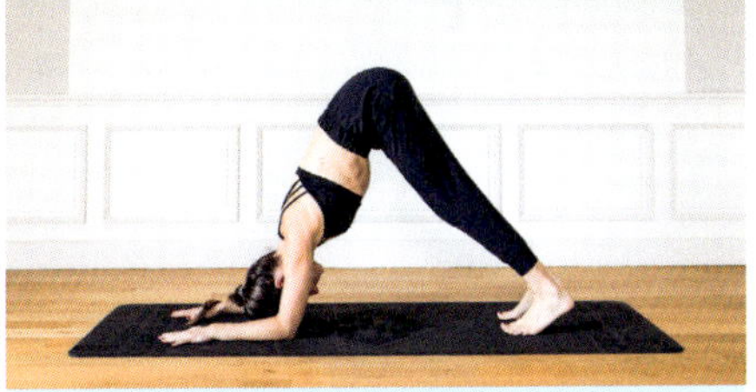

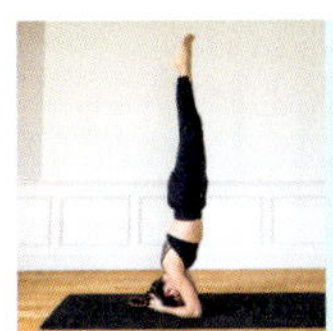

6 KOPFSTAND (S. 52)

Warum? Man lernt den Kopfstand durch Ausprobieren. Sie können mit der Sicherheit einer Mauer im Rücken üben. Hinfallen mag unangenehm sein, aber man lernt daraus sehr viel. Sorgen Sie für genügend Platz um Sie herum. Treffen Sie die nötigen Vorbereitungen, damit Sie die Haltung gefahrlos ausführen können.

Übergang Legen Sie ausgehend von der Delfinhaltung die Knie auf den Boden, verschränken Sie die Finger und finden Sie allmählich Ihren Weg zum Kopfstand.

Variante Die erste Phase dieser Haltung ist eine Variante des Delfins, da die Füße auf dem Boden bleiben. Lassen Sie sich Zeit!

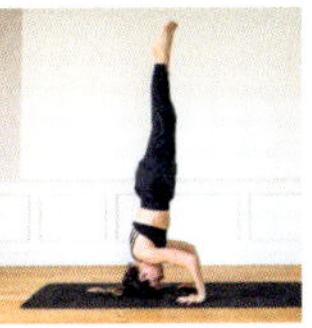

7 DREISTAND (S. 53)

Warum? Diese Haltung erfordert mehr Übung, weil der Hals sehr viel Gewicht trägt. Dies ist nicht für alle geeignet.

Übergang Gehen Sie in die Vorbeuge im weiten Spreiz (siehe S. 32). Das ist die einfachste Möglichkeit, obwohl die Beine dafür sehr biegsam sein müssen. Sie können auch aus einer knienden Stellung heraus beginnen. Die Ellbogen befinden sich über den Handgelenken.

Varianten Üben Sie in der Vorbeuge im weiten Spreiz, mit dem Kopf nach unten, immer weiter zu gehen, bevor Sie mit dem Dreistand beginnen.

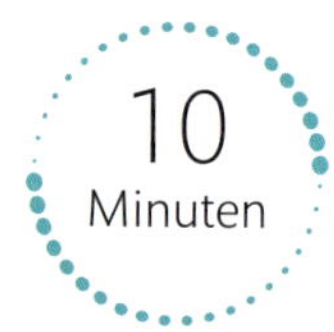

LOCKERUNG DER SCHULTERN

In vielen Berufen sitzen wir mit nach vorn gebeugtem Rücken, die Schultern werden wenig gebraucht. Die Schultern zu öffnen und zu lockern ist nicht nur wichtig, um sie gesund zu erhalten (das Schultergelenk ist sehr mobil und möchte bewegt werden), sondern auch um indirekt für den oberen Rücken zu sorgen.

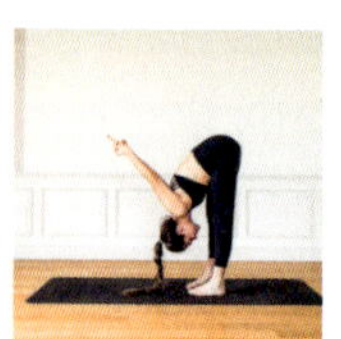

❶ STEHENDE VORBEUGE (S. 14)

Warum? Diese Variante der Stehenden Vorbeuge dehnt intensiv. Wir führen hier eine innere Rotation der Schultern aus, um den vorderen Deltamuskel (an der Vorderseite der Schulter) zu dehnen.

Übergang Verschränken Sie in der Berghaltung (siehe S. 28) die Hände im Rücken und beugen Sie sich nach vorn, um in Ihre Version der Haltung zu gelangen.

Variante Intensivieren Sie die Übung, indem Sie die Hände bis zu den Handballen aneinanderlegen.

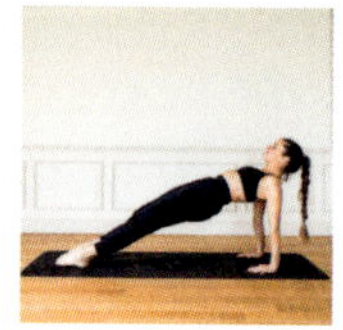

❷ SCHIEFE EBENE (S. 76)

Warum? Wir fahren mit der inneren Rotation fort. Sie ist nicht maximal, da wir die Brust nach vorn schieben.

Übergang Setzen Sie sich mit nach vorn ausgestreckten Beinen auf den Boden und platzieren Sie Ihre Hände so, dass Sie in die Schiefe Ebene gelangen.

Varianten Wählen Sie die Option, die Ihnen am besten geeignet erscheint und Ihnen eine gute Ausrichtung erlaubt.

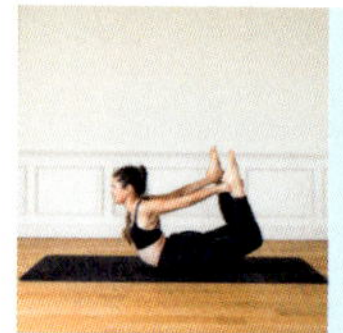

❸ BOGEN (S. 94)

Warum? Diesmal handelt es sich um eine Öffnung der Schultern nach außen. Der Bogen ist eine wohltuende Übung um die übliche Arbeitshaltung vor dem Computer auszugleichen.

Übergang Legen Sie sich auf den Bauch und platzieren Sie sich so, dass Sie nach und nach in die Haltung gelangen.

Varianten Wählen Sie den Handgriff, der Ihnen am besten für die Schultern geeignet erscheint.

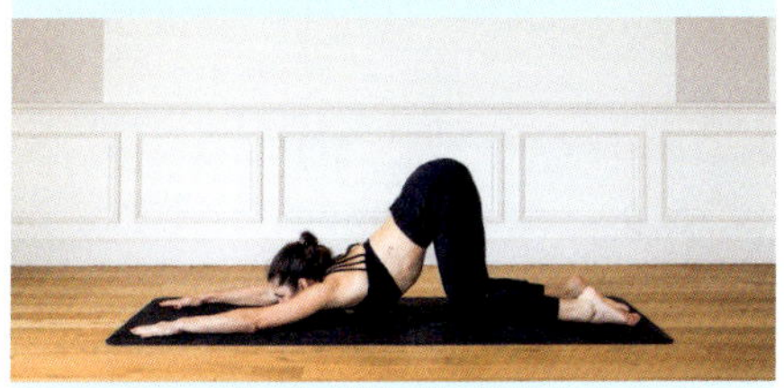

❹ WELPENHALTUNG (S. 83)

Warum? Wir fahren mit dem Öffnen fort. Die Schultern und der obere Rücken werden gedehnt.

Übergang Gehen Sie in die Kuhhaltung (siehe S. 96). Schieben Sie die Hände langsam nach vorn. Die anfängliche Rundung des Rückens wird allmählich zu einem Hohlkreuz. Machen Sie weiter, bis Sie Ihre Version der Welpenhaltung finden.

Variante Legen Sie, wenn Sie möchten, zur Intensivierung Yogablöcke unter die Hände.

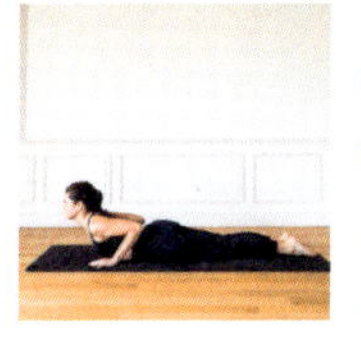

❺ KOBRA (S. 42)

Warum? Diese Übung trainiert den oberen Rücken, aber dadurch, dass man die Schultern nach hinten zieht, ergeben sich noch mehr Vorteile.

Übergang Legen Sie sich auf den Bauch, positionieren Sie die Hände seitlich der Brust und gehen Sie in die Kobrahaltung.

Varianten Üben Sie, die Hände vom Boden zu heben, um den oberen Rücken zu stärken. Gehen Sie in den Heraufschauender Hund, um die Übung zu intensivieren.

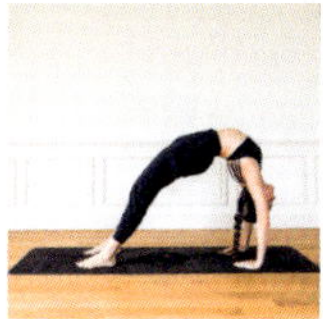

❻ BRÜCKE (S. 44)

Warum? Die Brücke ist eine sehr intensive Übung zur Öffnung. Diese Haltung ist nicht allen von Anfang an zugänglich, gehen Sie sie behutsam an.

Übergang Legen Sie sich auf den Rücken, beugen Sie die Knie, um die Füße flach aufzustellen. Gehen Sie dann über in die Brückenhaltung.

Variante Versuchen Sie für eine noch intensivere Version die Unterarme auf den Boden zu legen.

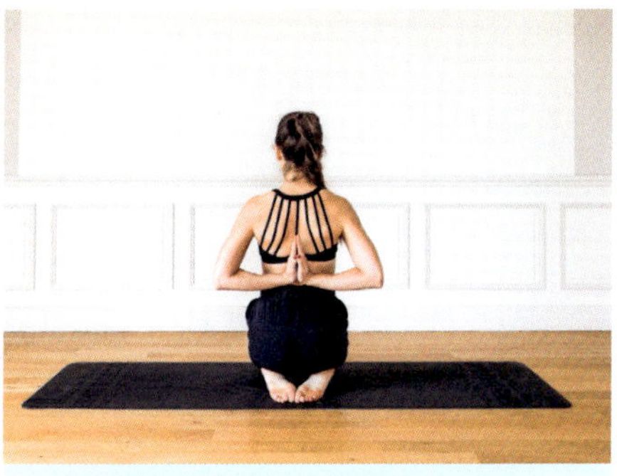

❼ RÜCKWÄRTIGE GEBETSSTELLUNG (S. 98)

Warum? Nach guter Öffnungsarbeit und Außenrotation gehen wir nun dazu über, die Innenrotation zu üben.

Übergang Knien Sie sich auf den Boden und suchen Sie Ihre Version der Haltung.

Varianten Versuchen Sie, die Hände nach oben und dann nach unten zu drücken. Die Empfindungen werden dadurch verändert.

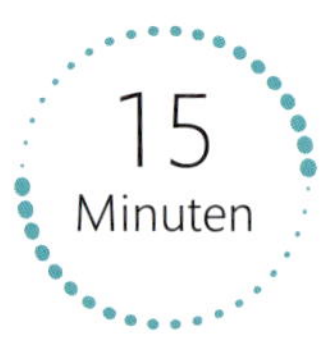

KRÄFTIGUNG DER BAUCH-MUSKELN

Neben Beweglichkeit, geistiger Gesundheit, Energie und Kräftigung des ganzen Körpers ist einer der großen Vorteile des Yoga auch der Muskelaufbau. Der Rücken wird es lieben, und der übrige Körper ebenso.

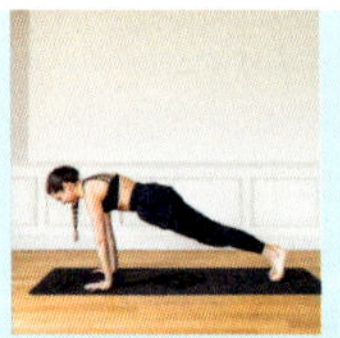

❶ BRETT (S. 62)

Warum? Das ist die Grundlage eines jeden Trainings für Muskelaufbau und daher eine Pflichtübung, die sich auch sehr gut zum Aufwärmen eignet.

Übergang Gehen Sie direkt in die Haltung und bleiben Sie zwischen fünf und zehn Atemzügen darin.

Variante Wenn die Spannung im unteren Rücken größer wird, setzen Sie die Knie auf dem Boden ab.

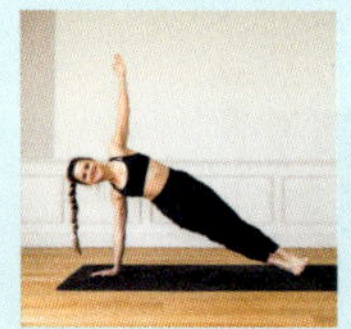

❷ SEITSTÜTZ (S. 66)

Warum? Muskelaufbautraining bedeutet auch Training der Körperseite. Diese Übung ist ideal, um die schrägen seitlichen Bauchmuskeln *(Musculus obliquus)* zu mobilisieren.

Übergang Passen Sie die Bretthaltung so an, wie es für den Seitstütz nötig ist.

Varianten Setzen Sie zum Beispiel das untere Knie auf dem Boden auf, wenn es nötig ist. Intensivieren Sie die Übung durch Bewegung des Beckens von oben nach unten.

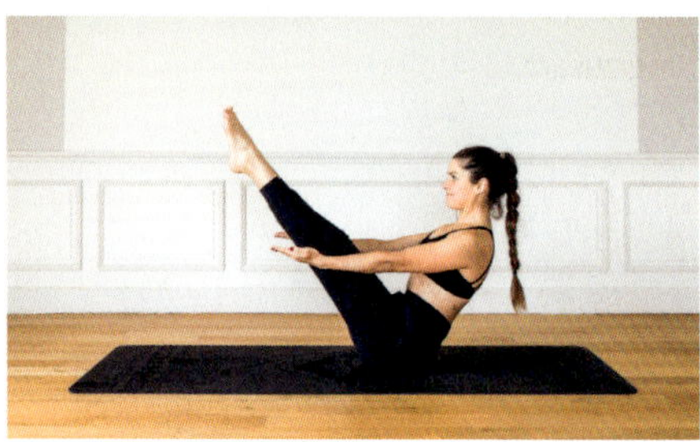

❸ BOOT (S. 80)

Warum? Diese Haltung stärkt die Tiefenmuskulatur, vor allem wenn man sich bemüht, den Nabel zur Wirbelsäule hin einzuziehen.

Übergang Setzen Sie sich mit angewinkelten Beinen auf den Boden. Gehen Sie allmählich über in die Boothaltung.

Varianten Wählen Sie unter den gegebenen Möglichkeiten so, dass Ihr Rücken gerade bleibt.

4 AUSFALLSCHRITT NACH VORN (S. 90)

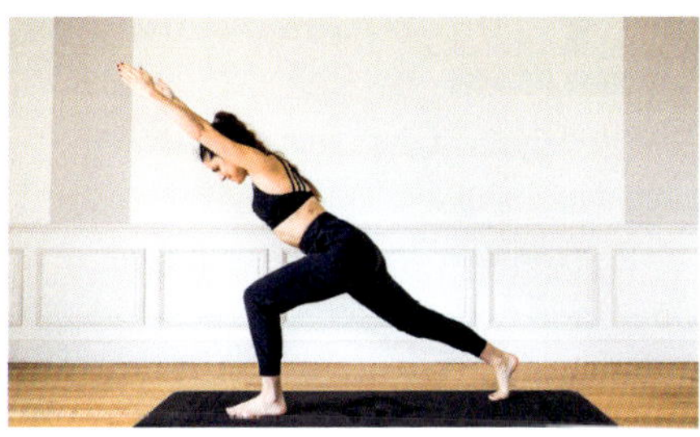

Warum? Oft werden beim Training einzelne Muskeln isoliert, manchmal ist es jedoch vorteilhafter, den ganzen Körper zu mobilisieren. Genau das macht diese Übung.
Übergang Machen Sie in der Berghaltung (siehe S. 28) einen Schritt nach hinten.
Variante Legen Sie für eine weniger intensive Version Ihre Hände in der Gebetshaltung zusammen.

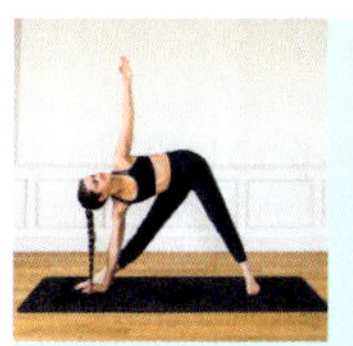

5 DREIECK (S. 24)

Warum? Rücken und Tiefenmuskulatur müssen das ganze Gewicht des Oberkörpers und der Arme tragen. Das ist intensive Arbeit.
Übergang Machen Sie aus der Berghaltung heraus einen Schritt nach hinten und positionieren Sie sich in der Dreieckshaltung. Halten Sie beim Ausrichten den Oberkörper zur Seite, um in die Variante der Dreieckshaltung mit den Armen nach vorn zu gelangen.
Variante Stützen Sie, wenn nötig, eine Hand auf den Boden.

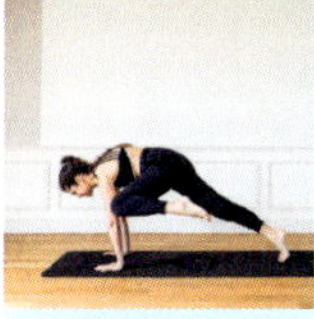

6 BRETT (KNIE NACH VORN, S. 62)

Warum? Um die Empfindungen zu variieren. Damit ein Bein nach vorn geführt werden kann, ist eine zusätzliche Kontraktion der Bauchmuskeln nötig.
Übergang Begeben Sie sich in die Bretthaltung und führen Sie beim Ausatmen ein Knie nach vorn, stellen Sie beim Einatmen wieder beide Füßen auf den Boden. Seite wechseln, fünf bis zehn Atemzüge lang wiederholen.
Variante Versuchen Sie, das Knie so weit wie möglich an die Brust zu ziehen, um die Übung zu intensivieren.

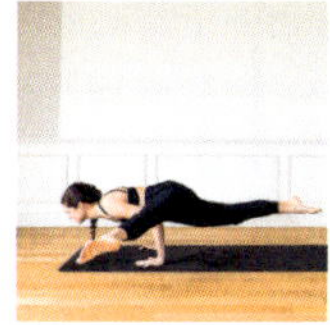

7 ALBATROS (S. 56)

Warum? Diese Gleichgewichtshaltung erfordert Kraft in den Muskeln und im Rücken. Nach der Übung des Bretts und seiner Varianten sehen Sie sich vielleicht in der Lage, die Armbalance auszuprobieren. Für die Erarbeitung ist auch die Sequenz zur Stärkung der Arme sehr nützlich.
Übergang Gehen Sie in die Bretthaltung, bringen Sie ein Knie zur Außenseite des Arms und machen Sie weiter bis zur vollständigen Haltung, wenn Sie machbar ist.
Variante Der erste Schritt ist das Brett mit dem Knie nach vorn.

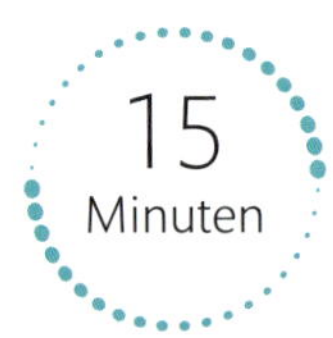

KRÄFTIGUNG DER GESÄSS-MUSKELN

Natürlich hat unser Motiv, diese Muskeln zu trainieren, auch einen ästhetischen Aspekt. Das Training der Gesäßmuskeln ist aber auch sehr vorteilhaft für Leute, die gerne laufen. Die Kraft der Gesäßmuskeln wird für eine gute Lauftechnik benötigt. Diese Session wird eine echte Hilfe sein, wenn man das Gleichgewicht trainieren möchte.

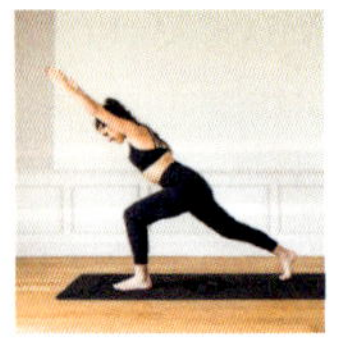

1 AUSFALLSCHRITT NACH VORN (S. 90)

Warum? Es ist gut, beim Training einzelne Muskeln zu isolieren, manchmal ist es jedoch vorteilhafter, den ganzen Körper zu beanspruchen. Genau das macht diese Übung.
Übergang Machen Sie in der Berghaltung (siehe S. 28) einen Schritt nach hinten.
Variante Legen Sie für eine weniger intensive Version Ihre Hände in der Gebetshaltung zusammen.

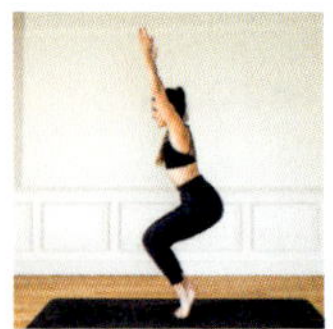

2 STUHL AUF ZEHENSPITZEN (S. 12)

Warum? Diese Variante der Stuhlhaltung bewirkt eine Verlagerung des Gleichgewichts und zwingt uns, alle stabilisierenden Muskeln der unteren Körperhälfte zu aktivieren.
Übergang Gehen Sie von der Berghaltung in die Stuhlhaltung über und heben Sie dann die Fersen vom Boden. Achten Sie dabei auf die Ausrichtung des Körpers.
Variante Probieren Sie aus, die Arme nach oben zu strecken und sich dann nach vorn zu beugen und die Arme nach hinten zu strecken.

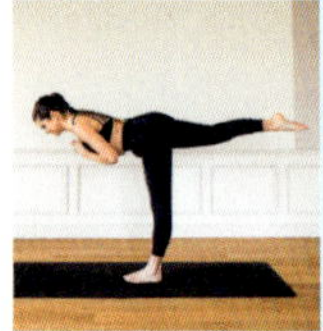

3 KRIEGER 3 (S. 22)

Warum? Die Gesäßmuskeln arbeiten schwer, um den Körper zu stabilisieren.
Übergang Heben Sie, ausgehend von der Berghaltung, einen Fuß vom Boden, um das Knie zur Brust zu führen. Beugen Sie sich dann nach vorn und bringen Sie dabei den Fuß nach hinten. Finden Sie allmählich und immer kontrolliert die passende Ausrichtung und halten Sie die Pose. Kommen Sie in die Berghaltung zurück und wiederholen Sie die Schritte auf der anderen Seite.
Varianten Bringen Sie die Hände abwechselnd in die Gebetshaltung oder nach hinten. Sie können auch mehrmals das Knie nach vorn drücken und wieder ausstrecken.

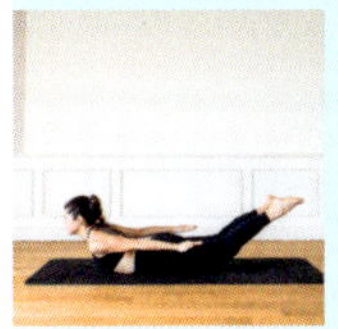

4 HEUSCHRECKE (S. 108)

Warum? Wenn Beine und Oberkörper angehoben werden, arbeitet die ganze hintere Muskelkette. Wenn Sie außerdem versuchen, die Füße eng beieinander zu halten, werden Sie spüren, wie die Gesäßmuskeln arbeiten.
Übergang Legen Sie sich auf den Bauch. Kommen Sie in die Heuschreckenhaltung mit gehobenen Beinen.
Variante Wenn Sie Mühe haben, die Beine zu heben, können Sie die Version wählen, in der die Beine sich nicht heben.

5 KERZE (S. 78)

Warum? Sie werden spüren, dass man die Gesäßmuskeln wirklich aktivieren muss, um die Position und dabei eine gute Ausrichtung auf Beckenhöhe aufrechtzuerhalten. Die Kerze ist daher eine sehr gute Übung.

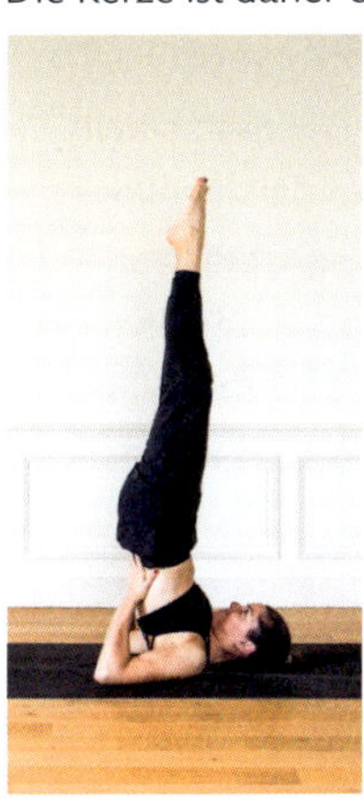

Übergang Legen Sie sich auf den Boden und finden Sie Ihren Weg in die Haltung.
Variante Beachten Sie die Kontraindikationen für diese Haltung. Die leichte Inversionshaltung kann eine gute Alternative sein.

6 STEHENDE BEINSTRECKUNG (S. 89)

Warum? Dafür, dass das Bein seitlich um 90° geöffnet bleiben kann, ist die Arbeit der

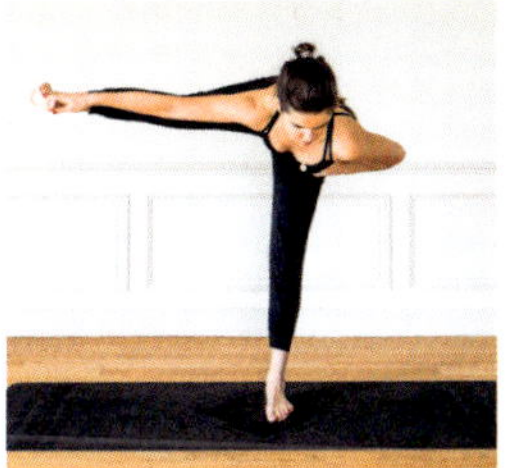

Gesäßmuskeln erforderlich. Auch die Muskeln auf der Seite des Stützbeins sind aktiv.
Übergang Ausgehend von der Berghaltung begeben Sie sich in die Anfangsstellung der Stehenden Beinstreckung. Strecken Sie dann ein Bein zur Seite und beugen Sie sich allmählich nach vorn, bis Sie eine gute Ausrichtung haben.
Variante Sie können diese Übung auch mit einem um 90° angewinkelten Bein machen und dabei das Knie greifen.

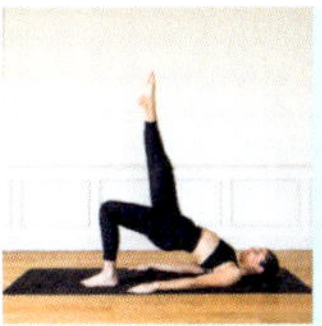

7 EINBEINIGE BRÜCKE (S. 88)

Warum? Für diese Übung muss das Becken gut ausbalanciert werden. Das Stützbein und die Gesäßmuskeln arbeiten dafür sehr intensiv.
Übergang Strecken Sie sich auf dem Boden aus. Winkeln Sie die Beine an und suchen Sie die ideale Ausrichtung für die Haltung.
Varianten Winkeln Sie zur Erleichterung das gehobene Bein an. Schwieriger: Sie können das obere Bein von vorn nach hinten führen.

KRÄFTIGUNG DER OBER-SCHENKEL

Damit Ihnen die stehenden Haltungen leichter fallen, können Sie ein- oder zweimal pro Woche Übungssequenzen zur Stärkung machen. Sie werden sich sicherer fühlen und Ihr Gang wird selbstbewusster sein.

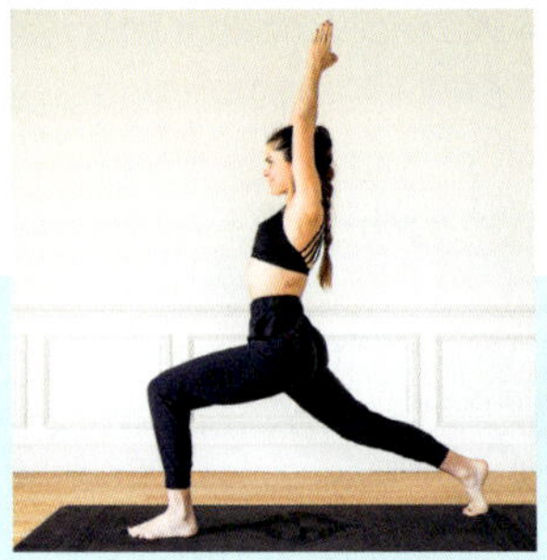

❶ HOHER AUSFALLSCHRITT (S. 90)

Warum? Beide Oberschenkel arbeiten unterschiedlich, aber effektiv, damit der Körper diese Stellung halten kann.

Übergang Machen Sie in der Berghaltung (siehe S. 28) einen großen Schritt nach hinten und positionieren Sie sich in Ihrer Version des Ausfallschritts.

Variante Sie können variieren, indem Sie sich nach vorn beugen.

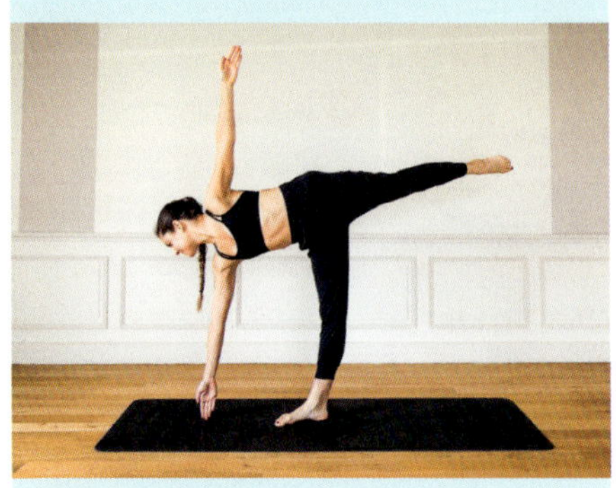

❷ HALBMOND (S. 26)

Warum? Sowohl das Stützbein als auch das angehobene Bein arbeiten, um diese Stellung aufrechtzuerhalten.

Übergang Ausgehend von der Berghaltung machen Sie dieselben Schritte wie für Krieger 3. Vom Krieger 3 aus gehen Sie in den Halbmond, indem Sie die Arme öffnen.

Variante Um die Haltung schwieriger zu machen, können Sie den Blick zum Himmel richten.

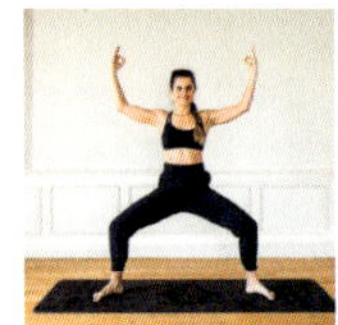

❸ GÖTTIN (S. 86)

Warum? Auf der Suche nach einer guten Ausrichtung werden Sie spüren, dass die Oberschenkel intensiv arbeiten.

Übergang Machen Sie ausgehend von der Berghaltung einen großen Schritt nach hinten und drehen Sie den Körper, um in die Pose zu gelangen.

Varianten Um die Intensität zu variieren können die Beine sich mehr oder weniger stark beugen.

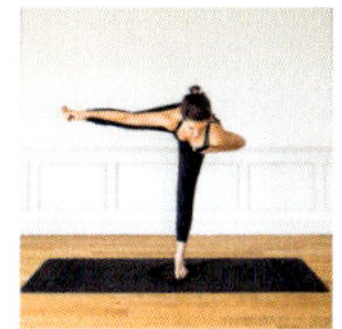

❹ STEHENDE BEIN-STRECKUNG (S. 89)

Warum? Um den Körper in dieser Pose zu halten, muss das Stützbein viel Kraft aufwenden. Es arbeitet also sehr intensiv.

Übergang Gehen Sie von der Berghaltung aus und wechseln Sie in Ihre Version der Stehenden Beinstreckung.

Variante Sie können das Bein auch zur Seite öffnen, damit das Gleichgewicht auf andere Art geübt wird.

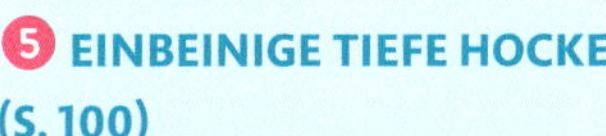

❺ EINBEINIGE TIEFE HOCKE (S. 100)

Warum? Diese Haltung über die Stehende Beinstreckung zu erreichen, ist alleine schon mühsam. Sie dann beizubehalten, während man nach unten geht, ist eine echte Herausforderung, die die Beine sehr kräftigt.

Übergang Beugen Sie aus der Stehenden Beinstreckung heraus das Stützbein, um Ihre eigene Version der Tiefen Hocke zu finden.

Variante Um noch weiterzugehen, können Sie versuchen, in die Ausgangsposition zurückzugelangen.

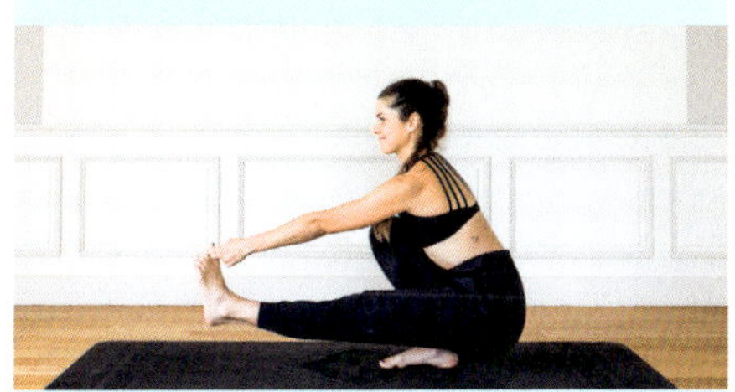

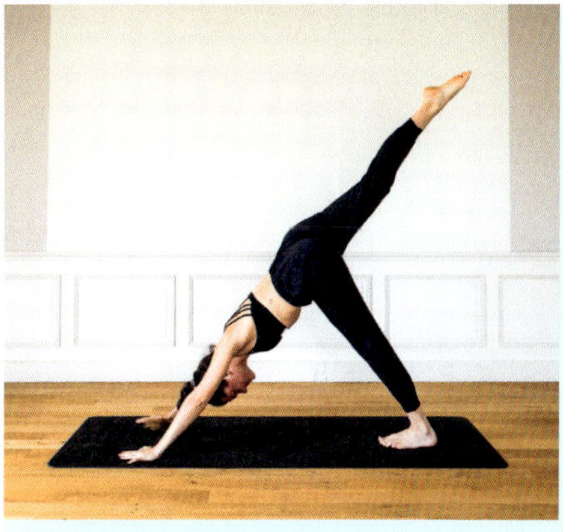

❻ DREIBEINIGER HUND (S. 84)

Warum? Die Beine bewegen sich jeweils in die entgegengesetzte Richtung. Die Oberschenkel müssen arbeiten, um sie in dieser Position zu halten.

Übergang Gehen Sie in den Herabschauenden Hund (siehe S. 8) und heben Sie ein Bein. Bewegen Sie die Hüfte und das Bein nach oben und unten, um zu spüren, auf welch unterschiedliche Art das Gleichgewicht hergestellt werden kann.

Variante Sie schulen in jedem Fall das Gleichgewicht und die Wahrnehmung Ihres Körpers im Raum, egal ob das Bein gestreckt oder gebeugt ist.

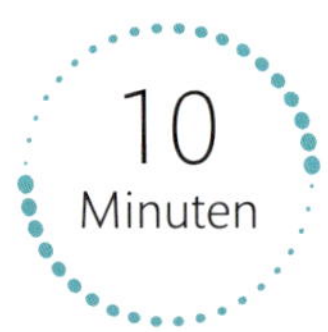

KRÄFTIGUNG VON SCHULTERN UND ARMEN

Wenn man sich nicht viel bewegt, merkt man bald, dass die Arme eine Schwachstelle sind! Wie trainiert man sie? Hier sind ein paar Anleitungen für ein gezieltes Training zur Stärkung der Arme. Sie werden sich leistungsfähiger fühlen, und die Übergänge zwischen Ihren Yogahaltungen werden flüssiger werden.

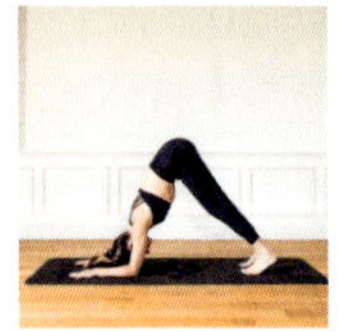

1 DELFIN (S. 60)

Warum? Diese Haltung trainiert Schultern und Arme sehr intensiv.

Übergang Beginnen Sie mit dem Herabschauenden Hund (siehe S. 8) und legen Sie die Ellbogen auf den Boden. Richten Sie die Füße aus, wenn nötig.

Variante Bewegen Sie die Schultern nach vorn und nach hinten, um die Übung für die Schultern zu steigern. Sie werden spüren, dass die Schultern in der vorderen Position mehr Gewicht zu tragen haben.

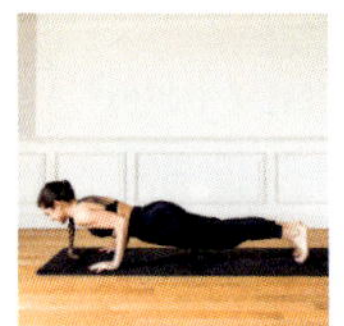

2 BRETT MIT GEBEUGTEN ARMEN (S. 64)

Warum? Sowohl auf Knien als auch mit gestreckten Beinen ist dies eine sehr gute Übung zur Stärkung der Schultern und Trizepse.

Übergang Beginnen Sie mit der Bretthaltung (S. 62) und beugen Sie langsam die Arme, bis Sie sich in der Chaturanga-Haltung befinden. Halten Sie die Pose mehrere Atemzüge lang, bevor Sie sich auf dem Bauch ausstrecken.

Variante Passen Sie die Intensität Ihren körperlichen Fähigkeiten an. Legen Sie zur Erleichterung die Knie auf den Boden. Versuchen Sie in die Bretthaltung zurückzugehen, um die Übung zu erschweren.

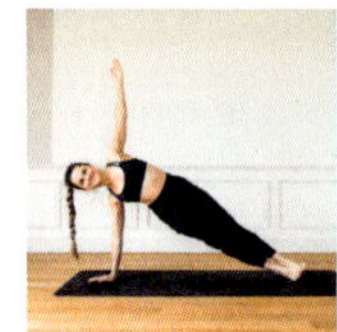

3 SEITSTÜTZ (S. 66)

Warum? Mit der Stütze auf einem Arm trainieren Sie die Muskeln dazu, immer mehr Gewicht zu tragen.

Übergang Machen Sie ausgehend von der Bretthaltung die für den Seitstütz nötigen Ausrichtungen.

Varianten Setzen Sie zur Erleichterung das untere Knie auf den Boden. Intensivieren Sie die Übung durch Auf- und Abwärtsbewegung des Beckens.

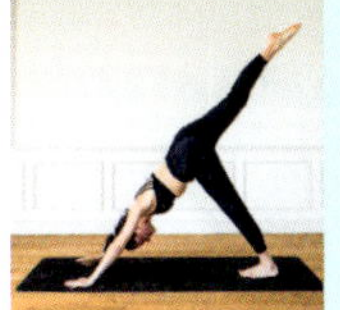

4 DREIBEINIGER HUND (S. 84)

Warum? Wieder werden die Arm- und Schultermuskeln trainiert. Sie werden dank des Körpergewichts stärker.
Übergang Gehen Sie in den Herabschauenden Hund und heben Sie ein Bein. Bewegen Sie die Hüfte und das Bein nach oben und unten, um zu spüren, auf welch unterschiedliche Art das Gleichgewicht hergestellt werden muss.
Varianten Ob das Bein gestreckt oder gebeugt ist – Sie trainieren in jedem Fall die Kraft der Arme.

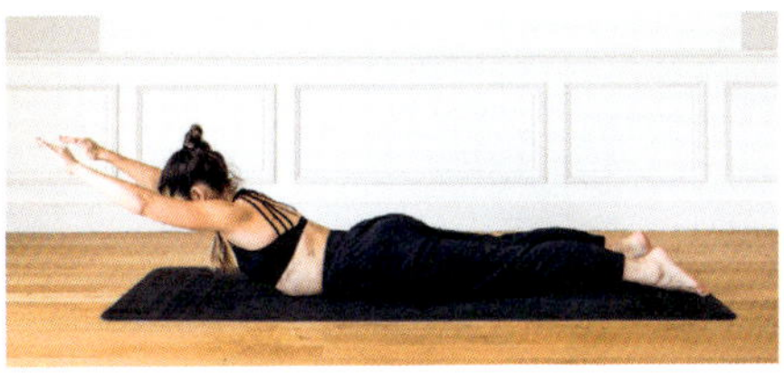

5 HEUSCHRECKE (S. 108)

Warum? Dadurch, dass Sie die Arme weit nach oben heben, trainieren Sie außer den Schultern auch die Trizepse.
Übergang Legen Sie sich auf den Bauch. Nehmen Sie die Körperhaltung ein, die nötig ist, damit Sie in die Heuschreckenhaltung gelangen.
Varianten Sie können das Training auf die ganze hintere Muskelkette erweitern, wenn Sie auch beide Beine anheben. Wichtig ist dabei, dass Sie die Empfindungen im Oberkörper nicht verlieren.

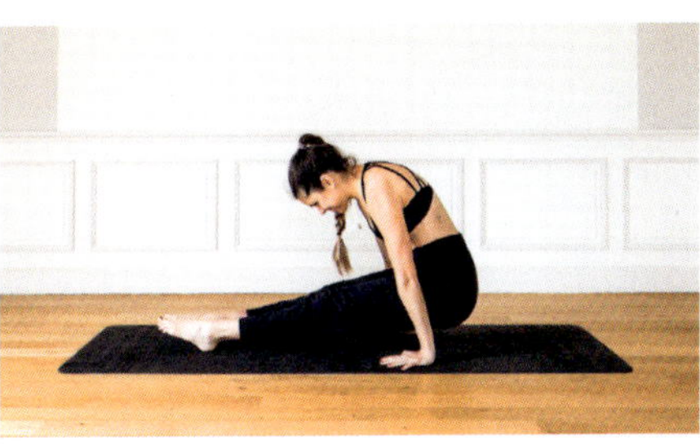

6 ZÖLIBATSHALTUNG (S. 106)

Warum? Die Arme müssen einen großen Teil des Körpergewichts tragen, damit sich das Gesäß vom Boden heben kann. Hier werden die Schultern gezielt trainiert.
Übergang Setzen Sie sich mit ausgestreckten Beinen auf den Boden. Legen Sie die Hände seitlich neben die Hüften und üben Sie Druck aus, um in Ihre Version der Haltung zu gelangen.
Variante Yogablöcke unter den Händen können Ihnen anfangs helfen und mehr Kraft in den Armen erzeugen.

7 KRÄHE (S. 72)

Warum? In dieser Haltung ruht der ganze Körper auf den Armen.
Übergang Gehen Sie in die Tiefe Hocke (siehe S. 74) und arbeiten Sie sich nach und nach zu Ihrer eigenen Version vor.

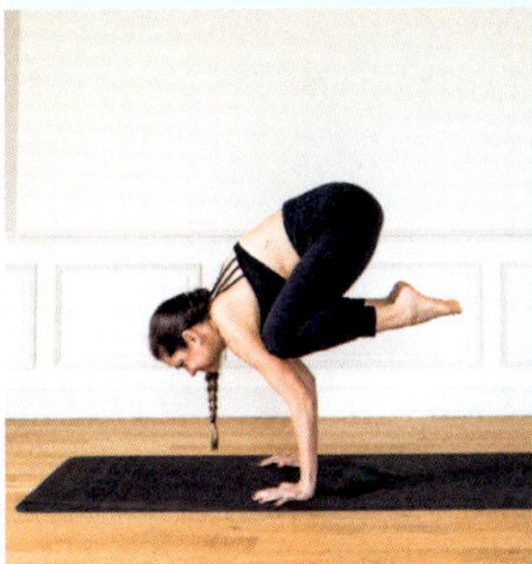

Varianten Trainieren Sie mit gebeugten oder mit gestreckten Armen.

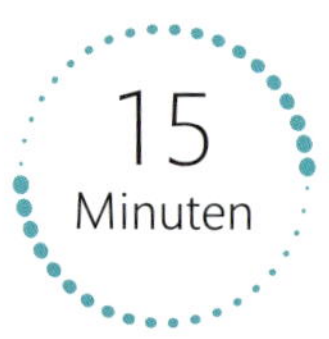

KRÄFTIGUNG DES RÜCKENS

Wenn Sie häufig Rückenschmerzen haben, sollten Sie unbedingt an eine Stärkung der Rückenmuskulatur denken. Es ist das Ziel dieser Übungssequenz, Rückenschmerzen vorzubeugen oder sie gegebenenfalls zu lindern. Ein starker Rücken ist auch ein guter Verbündeter in allen Yogahaltungen.

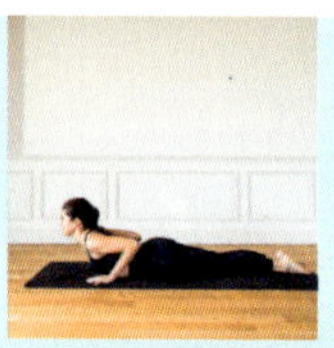

1 KOBRA (S. 42)

Warum? Diese Übung trainiert natürlich den oberen Rücken, aber dadurch, dass man den Fußrücken in den Boden drückt, ergeben sich noch mehr Vorteile.

Übergang Legen Sie sich auf den Bauch, positionieren Sie die Hände seitlich neben der Brust und suchen Sie die Kobrahaltung.

Varianten Üben Sie, die Hände vom Boden zu heben, um den oberen Rücken zu stärken. Gehen Sie über in den Heraufschauenden Hund (siehe S. 10), um die Übung zu intensivieren.

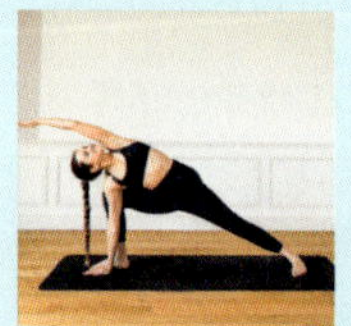

2 GESTRECKTER SEITLICHER WINKEL (S. 30)

Warum? Dadurch, dass man die Arme nach oben hält und dabei den Oberkörper öffnet, werden die Rückenmuskeln aktiviert.

Übergang Machen Sie ausgehend von der Berghaltung (siehe S. 28) einen großen Schritt nach hinten und gehen Sie in den Krieger 2 über (siehe S. 20), bevor Sie in den Gestreckten seitlichen Winkel gelangen.

Variante Wenn die Version mit zwei erhobenen Armen zu intensiv ist, können Sie sich für eine mittlere Version mit dem unteren Arm auf dem Boden entscheiden.

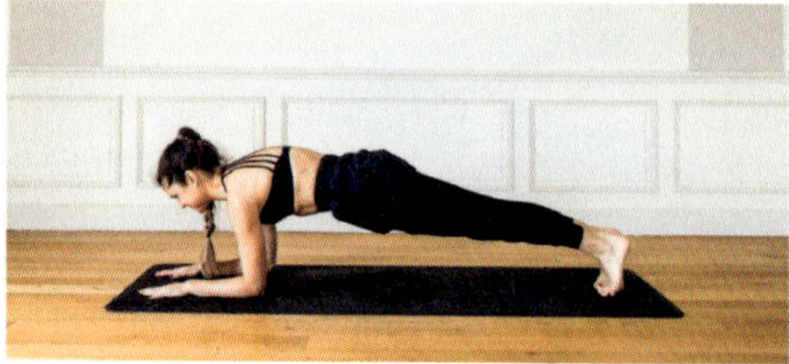

3 BRETT AUF DEN ELLBOGEN (S. 64)

Warum? Es erfordert Kraft in den Bauchmuskeln und im Rücken, um mit dem Körper in einer geraden Bretthaltung zu bleiben.

Übergang Sie sind auf den Knien, die Hände liegen auf dem Boden. Legen Sie die Unterarme auf den Boden und gehen Sie mit den Beinen nach hinten, um in die Bretthaltung auf Ellbogen zu gelangen.

Variante Stützen Sie die Knie auf dem Boden ab, um die Haltung zu erleichtern.

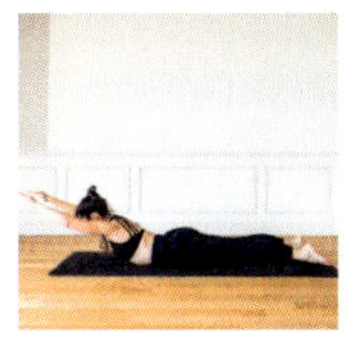

4 HEUSCHRECKE (S. 108)

Warum? Dadurch, dass Sie die Arme weit nach oben heben, trainieren Sie außer den Schultern auch die Trizepse.

Übergang Legen Sie sich auf den Bauch und passen Sie die Körperhaltung so an, dass Sie in die Heuschrecke gelangen.

Varianten Sie können das Training auf die ganze hintere Muskelkette erweitern, wenn Sie auch beide Beine anheben. Wichtig ist, dass Sie die beabsichtigten Empfindungen im Oberkörper nicht verlieren.

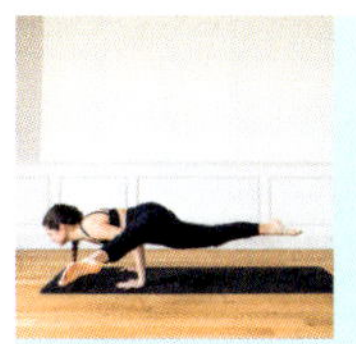

5 ALBATROS (S. 56)

Warum? Diese Gleichgewichtshaltung auf Händen erfordert viel Kraft. Nach der Übung des Bretts und seiner Varianten sehen Sie sich vielleicht in der Lage, den Albatros auszuprobieren. Für die Erarbeitung ist auch die Sequenz zur Stärkung der Arme sehr nützlich.

Übergang Gehen Sie in die Bretthaltung, bringen Sie ein Knie zur Außenseite des Arms und machen Sie weiter bis zur vollständigen Haltung, wenn Sie machbar ist.

Varianten Der erste Schritt ist das Brett (siehe S. 62) mit dem Knie nach vorn. Üben Sie nach und nach, das Knie an der Außenseite des Arms auf derselben Seite zu halten.

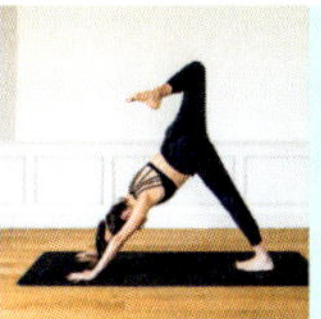

6 DREIBEINIGER HUND MIT GEBEUGTEM BEIN (S. 84)

Warum? Wir verfolgen dieselbe Absicht wie mit den beiden vorhergehenden Haltungen. Außerdem wird durch das gebeugte Knie die Verteilung des Körpergewichts verändert und wir können neue Übungen ausführen.

Übergang Winkeln Sie aus dem Dreibeinigen Hund heraus das Bein an. Sie führen die Ferse zum Gesäß und das Knie zur Decke.

Variante Beschreiben Sie mit dem Knie große Kreise.

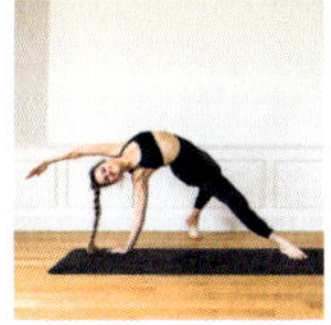

7 WILDES DING (S. 93)

Warum? Den Fuß aus dem Herabschauenden Hund heraus auf den Boden zu senken ist eine intensive Übung, die große Körperbeherrschung erfordert. Der Rücken ist für diesen Übergang äußerst wichtig.

Übergang Setzen Sie aus der Haltung Herabschauender Hund heraus den Fuß des oberen Beins auf der gegenüberliegenden Seite auf den Boden. Suchen Sie dann die nötige Ausrichtung für Ihre Version des Wilden Dings.

Varianten Drücken Sie die Brust nach oben, um den Rücken noch mehr zu fordern.

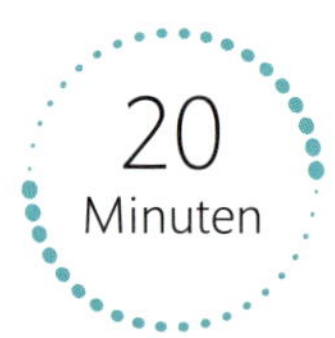

LOCKERUNG DES RÜCKENS

Genauso wichtig wie die Kräftigung ist die Lockerung des Rückens. Die Wirbelsäule ist, wie der übrige Körper, für die Bewegung gemacht. Sie mag das, was ihr gut tut (außer in Krankheitsfällen und bei Verletzungen, die eine Ruhigstellung erfordern).

1 GEDREHTER AUSFALLSCHRITT (AKTIVE VERSION, S. 40)

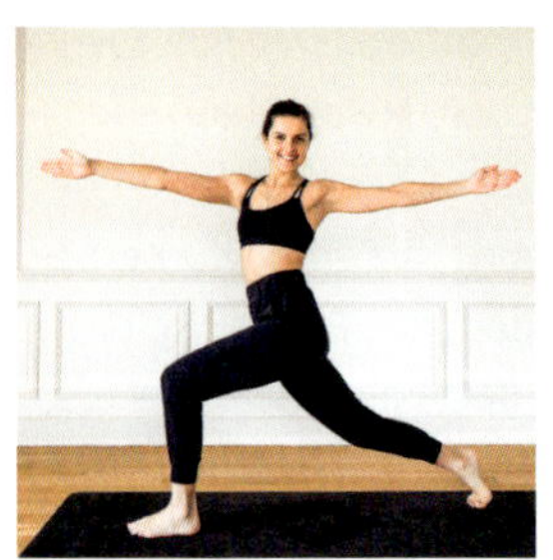

Warum? Wir bereiten den Rücken mit einer Drehübung vor. Dehnung des Rückens bedeutet auch Drehung.

Übergang Beginnen Sie in der Berghaltung (siehe S. 28), machen Sie einen großen Schritt nach hinten und begeben Sie sich in Ihre Version des Gedrehten Ausfallschritts.

Variante Sie können auch die passive Version wählen. Die Übung bleibt dennoch eine Herausforderung für das Gleichgewicht.

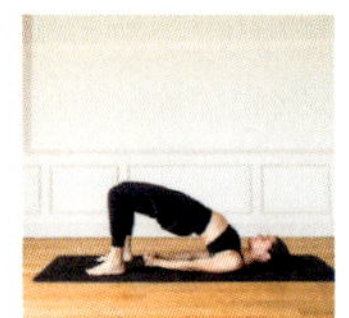

2 HALBE BRÜCKE (S. 46)

Warum? Die Öffnung von Brust und Schultern und die Dehnung des Rückens schaffen mehr Platz zum Atmen. Diese Übung erfordert Kraft und Beweglichkeit.

Übergang Strecken sie sich auf dem Rücken aus. Winkeln Sie die Beine so an, dass die Füße nahe am Gesäß stehen und richten Sie den Körper so aus, dass Sie in die Halbe Brücke gelangen.

Variante Sie können einen Yogablock unter das Kreuzbein, genau oberhalb des Steißbeins, legen, um die Spannungen zu mildern.

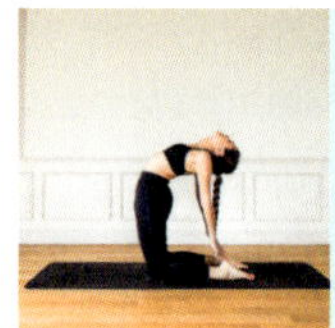

3 KAMEL (S. 68)

Warum? Es handelt sich um die gleiche Bewegung wie in der Halben Brücke, aber mit einer anderen Anspannung, da der Körper anders orientiert ist. Beide Übungen ergänzen sich dabei, den Rücken zu lockern.

Übergang Knien Sie nieder. Positionieren Sie sich so, dass Sie in Ihrem eigenen Rhythmus in die Kamelhaltung gelangen.

Varianten Wählen Sie je nach körperlichen Fähigkeiten die Version mit gebeugten oder gestreckten Füßen.

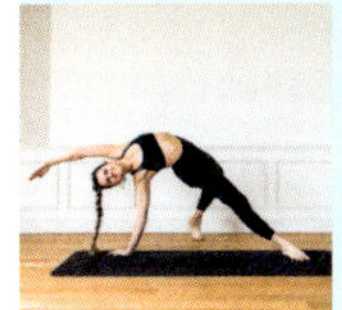

4 WILDES DING (S. 93)

Warum? Die Lockerung kann aktiv oder passiv, dynamisch oder nicht dynamisch sein. Hier wird eine dynamische Übung vom Körper gefordert, denn er muss den gebeugten Rücken halten, mit dem Herzen nach oben.
Übergang Setzen Sie aus der Haltung Herabschauender Hund heraus den Fuß des oberen Beins auf der gegenüberliegenden Seite auf den Boden. Suchen Sie dann die nötige Ausrichtung für Ihre Version des Wilden Dings.
Variante Drücken Sie die Brust nach oben, um den Rücken noch mehr zu fordern.

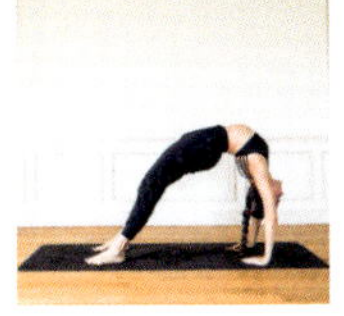

5 BRÜCKE (S. 44)

Warum? Hier ist eine sehr intensive Übung zur Öffnung. Diese Haltung ist nicht allen von Anfang an zugänglich, gehen Sie sie behutsam an.
Übergang Legen Sie sich auf den Rücken, beugen Sie die Knie, um die Füße flach aufzustellen und gehen Sie über in die Brückenhaltung.
Variante Versuchen Sie für eine noch intensivere Version die Unterarme auf den Boden zu legen.

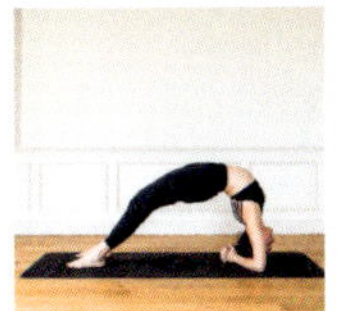

6 BRÜCKE AUF DEN UNTERARMEN (S. 44)

Warum? Diese intensive Öffnung des Brustkorbs dehnt den Rücken und die Schultern.
Übergang Suchen Sie in der Rückenlage die optimale Ausrichtung für die Brückenhaltung auf Händen und gehen Sie dann auf die Version auf Unterarmen über.
Variante Die Haltung Halbe Brücke ist immer eine leichtere, aber dennoch reizvolle Alternative.

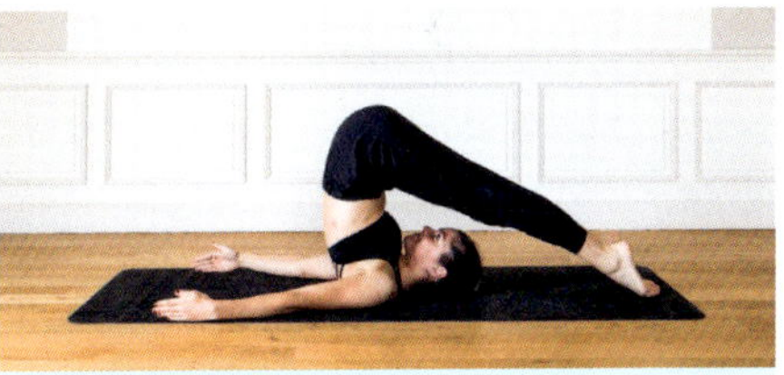

7 PFLUG (S. 95)

Warum? Diese Übung bildet einen Gegensatz zur vorherigen Haltung. Sie lockert die Wirbelsäule durch Beugen, die anderen Übungen erreichen dies durch Strecken. Gönnen Sie sich eine kleine Pause, zum Beispiel in gedrehter Rückenlage, bevor Sie mit dem Pflug weitermachen.
Übergang Strecken Sie sich auf dem Boden aus und gehen Sie kurz über zur Kerze (S. 78) und dann in den Pflug.
Varianten Mit dieser Haltung dehnen Sie sehr wirksam den Rücken, egal ob die Füße den Boden berühren oder nicht.

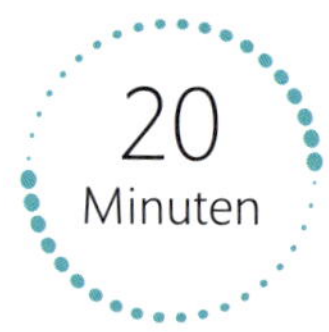

SPANNUNGEN LÖSEN

Diese Sitzung beansprucht den ganzen Körper. Nach einem langen Tag oder einer schwierigen Nacht häufen sich Spannungen an. Die hier gewählten Haltungen haben zum Ziel, den Körper in einen Zustand der Entspannung zu versetzen, damit letztendlich auch der Geist zur Ruhe kommt.

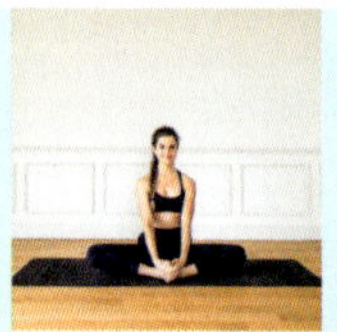

1 SCHMETTERLING (S. 70)

Warum? Die Haltung dehnt die Hüften und die Innenseiten der Schenkel. Wir häufen sehr viele Spannungen in dieser Körperregion an, was wiederum den Rücken in Mitleidenschaft zieht.

Übergang Setzen Sie sich auf den Boden und finden Sie Ihre Version der Haltung.

Varianten Sie können Yogablöcke verwenden und sie entweder unter das Gesäß oder die Knie legen, wenn diese den Boden nicht berühren.

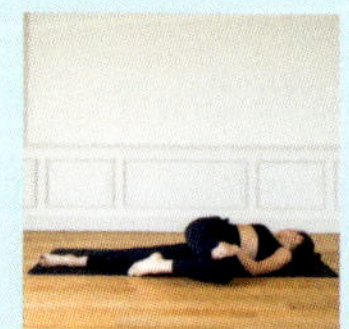

2 LIEGENDER TWIST (S. 102)

Warum? Auf dem Boden ausgestreckt kann man die Muskeln am leichtesten lockern. Die Drehung verhilft den Rückenmuskeln zu einer ganz behutsamen Dehnung.

Übergang Strecken sie sich auf dem Rücken aus und suchen Sie die Version, in der Sie eine angenehme Dehnung empfinden.

Variante Beide Beine können sich beugen und zur selben Seite senken.

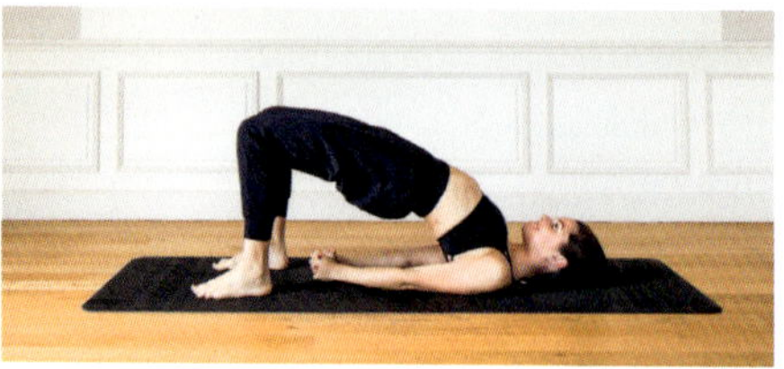

3 HALBE BRÜCKE (S. 46)

Warum? Die Öffnung von Brust und Schultern und die Dehnung des Rückens schaffen mehr Platz zum Atmen. Der Körper profitiert davon und entspannt sich.

Übergang Strecken sie sich auf dem Rücken aus. Winkeln Sie die Beine so an, dass sich die Füße nahe am Gesäß befinden, und richten Sie den Körper so aus, dass Sie in die Halbe Brücke gelangen.

Variante Sie können einen Yogablock unter das Kreuzbein, genau oberhalb des Steißbeins, legen, um die Spannungen noch mehr zu mildern.

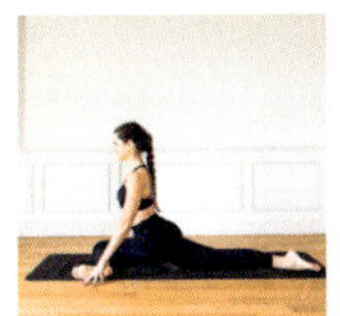

4 TAUBE (S. 48)

Warum? Dadurch, dass Sie auf einer Seite die Hüfte, auf der anderen das Bein sowie den ganzen Rücken dehnen, helfen Sie dem Körper, sich zu entspannen. In dieser Haltung sollen Sie sich auf die Atmung konzentrieren, damit die Spannungen sich nach und nach lösen.
Übergang Beginnen Sie mit dem Kuhgesicht (siehe S. 101). Wenn Sie die Haltung auf beiden Seiten ausgeführt haben, können Sie ein Bein nach hinten ausstrecken und sich in die Version der Taubenhaltung begeben, die Ihnen zusagt.
Variante Da es sich um eine Entspannungssitzung handelt, ist die Ausführung frei. Wenn Sie spüren, dass der Körper sich besser entspannen kann, wenn das Becken erhöht ist, verwenden Sie einen Yogablock.

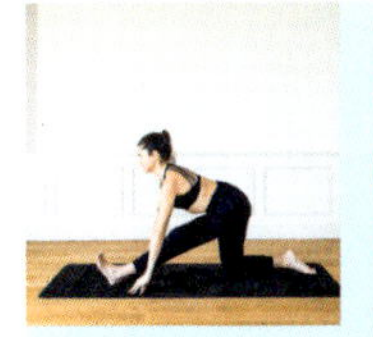

5 HALBER SPAGAT (S. 58)

Warum? Diese Haltung dehnt sehr effektiv die Rückseite der Beine bis zum unteren Rücken.
Übergang Gehen Sie in den Tiefen Ausfallschritt (siehe S. 90) und setzen Sie das hintere Knie auf den Boden. Strecken Sie das Bein und gehen Sie in den halben Spagat über.
Variante Sie können das vordere Bein so weit abwinkeln wie es nötig ist, damit der Rücken gerade bleibt.

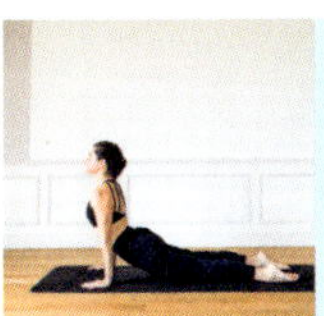

6 HERAUFSCHAUENDER HUND (S. 10)

Warum? Diese Haltung dehnt die Vorderseite des Körpers und vermittelt ein großartiges Raumgefühl.
Übergang Legen Sie sich auf den Bauch und begeben Sie sich zunächst in die Kobrahaltung (siehe S. 42). Strecken Sie dann die Arme und Beine und suchen Sie die geeignete Ausrichtung für den Heraufschauenden Hund.
Variante Die Kobrahaltung reicht aus, wenn Sie spüren, dass der Heraufschauende Hund nicht möglich ist. Um die Dehnung zu verstärken, können Sie auch die Füße abwinkeln.

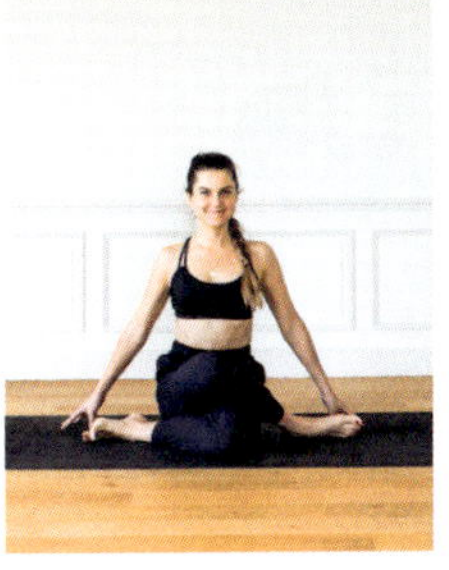

7 KUHGESICHT (S. 101)

Warum? Die Haltung dient als Ausgleich zwischen Hüftöffnung (Taube, Schmetterling) und Dehnung der Hüftaußenseiten.
Übergang Gehen Sie vom Schmetterling aus und positionieren Sie die Fersen gemäß der Ausrichtung für das Kuhgesicht. Setzen Sie Ihre tiefe Atmung fort.
Variante So wie für den Schmetterling können Sie auch hier einen Yogablock unter das Gesäß legen.

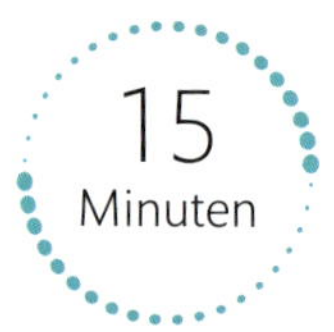

BESSER SCHLAFEN

Beim Entspannen der Muskeln schüttet der Körper Hormone aus, die uns in einen Zustand der Erholung versetzen. Der Körper bereitet sich auf den Schlaf vor. Ein paar Dehnungsübungen am Abend sind also angeraten.

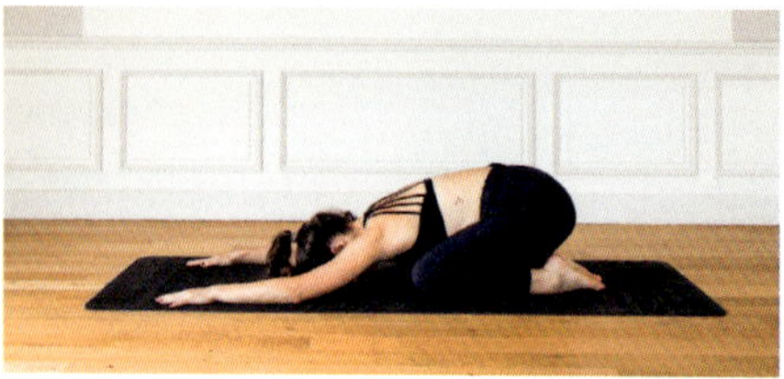

1 KIND (S. 97)

Warum? Die Haltung des Kindes ist ideal, um einfach die Muskeln zu entspannen. Außerdem beginnt sie eine sehr sanfte Dehnung von Hüften, Rücken und Armen.
Übergang Gehen Sie in die Kuhhaltung und drücken Sie das Gesäß auf die Fersen, bis Sie die Kindhaltung finden.
Varianten Legen Sie die Arme nach Belieben nach vorn oder nach hinten entlang der Schienbeine. Die Knie können mehr oder weniger eng aneinander liegen.

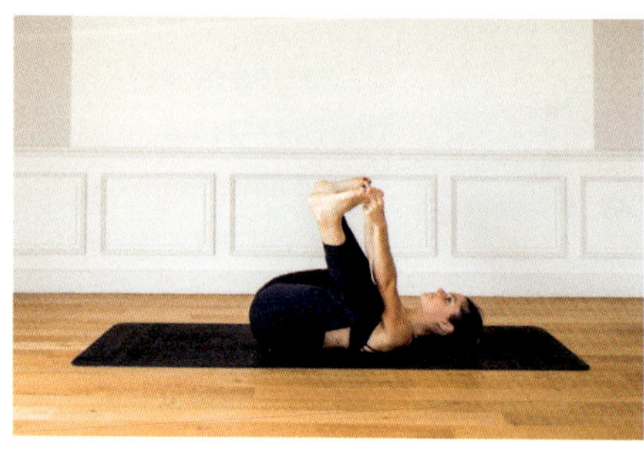

2 GLÜCKLICHES BABY (S. 92)

Warum? Diese Haltung massiert den Rücken, dehnt die Schenkel und erlaubt wie die Kindhaltung den Rückzug in sich selbst. Das wirkt bestärkend und beruhigend.
Übergang Strecken Sie sich auf dem Rücken aus und finden Sie Ihre Version des Glücklichen Babys.
Varianten Schaukeln Sie von rechts nach links, um den Rücken zu massieren, das ist sehr angenehm. Sie können die Beine auch strecken (wobei Sie die Füße nach wie vor mit der Hand halten).

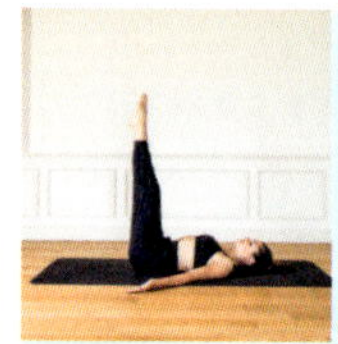

3 KERZE/LEICHTE INVERSION (S. 78)

Warum? Man lockert den Oberkörper ein wenig und man regt den Lymphfluss im ganzen Körper an.
Übergang Strecken Sie in der Rückenlage die Beine zum Himmel.
Varianten Sie können die Beine auch an einer Wand abstützen. Das ist ein Mittel, um den Körper noch mehr zu entspannen.

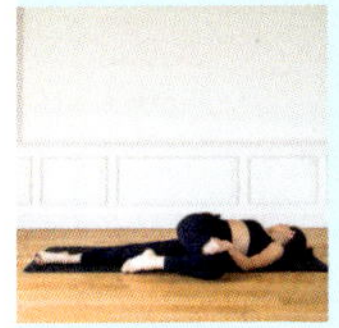

4 LIEGENDER TWIST (S. 102)

Warum? Auf dem Boden ausgestreckt kann man die Muskeln am leichtesten lockern. Die Drehung verschafft den Rückenmuskeln eine ganz behutsame Dehnung.

Übergang Strecken sie sich auf dem Rücken aus und suchen Sie die Version, in der Sie eine angenehme Dehnung empfinden.

Variante Beide Beine können sich beugen und zur selben Seite hin senken.

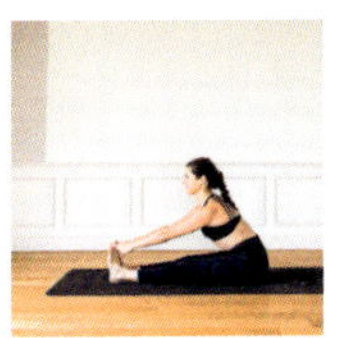

5 SITZENDE VORBEUGE (S. 16)

Warum? Mit dieser Dehnungshaltung für die Rückseite der Beine und den Rücken machen wir sanft und behutsam weiter.

Übergang Setzen Sie sich mit ausgestreckten Beinen auf den Boden. Suchen Sie Ihre Version der Haltung. Benützen Sie die Atmung zur Entspannung der Muskeln. Strecken Sie die Wirbelsäule beim Einatmen. Beim Ausatmen entspannen Sie und senken den Oberkörper leicht zu den Beinen.

Variante Sie können einen Gurt um die Füße legen und mit den Händen halten. Das funktioniert auch mit einem Gürtel.

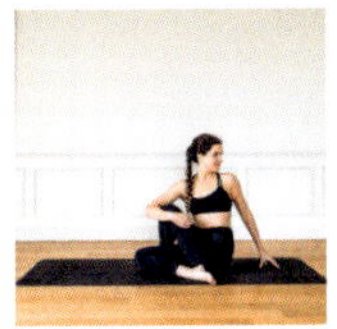

6 SITZ DES WEISEN (S. 38)

Warum? Die Dehnung der Hüfte hat auf den ganzen Körper eine Auswirkung. Es ist daher eine sehr gute und wichtige Übung.

Übergang Winkeln Sie im Sitzen die Beine an und begeben Sie sich in die Version der Haltung, die Ihnen am besten zusagt.

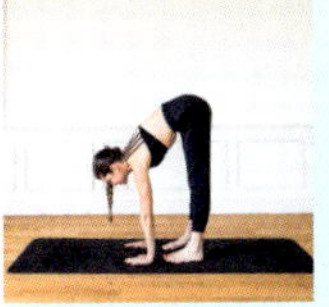

7 STEHENDE VORBEUGE (S. 14)

Warum? Um ins Bett zu gehen, muss man erst aufstehen! Stehen wir also für diese letzte Entspannungshaltung auf: Ihr Rücken wird sie lieben. Die Absicht dahinter ist die völlige Entspannung des Oberkörpers. Das ist weniger leicht, als es aussieht.

Übergang Gehen Sie in die Berghaltung (siehe S. 28) und beugen Sie sich nach unten, bis Sie Ihre Version der Haltung finden.

Variante Fassen Sie sich an den Ellbogen, um die Arme zu kreuzen, beugen Sie die Beine so weit wie es nötig ist, um den Körper nach unten zu bringen. Versuchen Sie jetzt, den Nacken völlig zu entspannen. Sie werden sehen, wie schwer es ist, ihn so sehr zu entspannen, dass der Kopf von alleine baumelt.

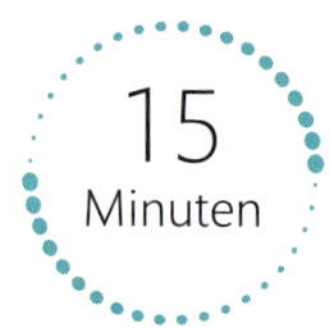

AUF-
WACHEN

Nach einer sehr guten Nacht, in der Sie nach der letzten Übungssequenz gut geschlafen haben, werden Sie diese sanften Bewegungen schätzen, die für einen guten Start in den Tag sorgen.

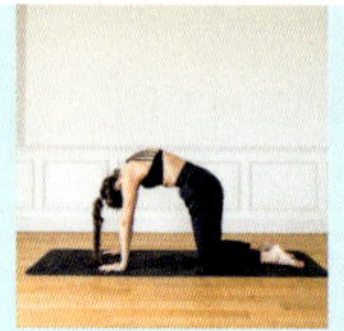

❶ KATZE UND KUH (S. 96)

Warum? Die Katze-Kuh-Sequenz ist perfekt geeignet, um sich auf der Matte präsent zu fühlen und tief zu atmen, während man sich auf den ganzen Körper konzentriert.

Übergang Knien Sie sich auf die Matte und führen Sie mehrere Katze-Kuh-Haltungen mit Ein- und Ausatmen aus. Bewegen Sie sich langsam, lassen Sie sich viel Zeit, um zu spüren wie die Wirbelsäule erwacht und die Rückenmuskeln sich strecken und dann zusammenziehen.

Variante Drücken Sie das Gesäß beim Runden nach hinten, nach vorn, wenn Sie ein Hohlkreuz machen.

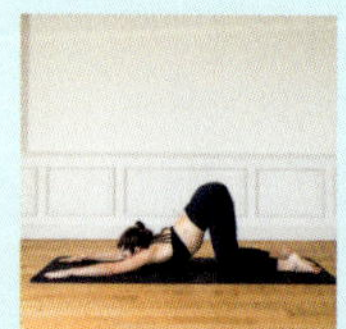

❷ WELPENHALTUNG (S. 83)

Warum? Diese Haltung ist ideal, um den ganzen Brustkorb und die Schultern zu öffnen. Man lässt die Körperflüssigkeiten zirkulieren, man fährt damit fort, die Muskeln »aufzuwecken«.

Übergang Beginnen Sie in der Kuhhaltung. Runden Sie den Rücken, gehen Sie mit den Händen allmählich nach vorn, wobei die Rundung des Rückens immer weniger wird. Fahren Sie fort, bis ein Hohlkreuz entsteht und Sie sich in der Welpenhaltung befinden.

Varianten Legen Sie zur Intensivierung Yogablöcke unter die Hände.

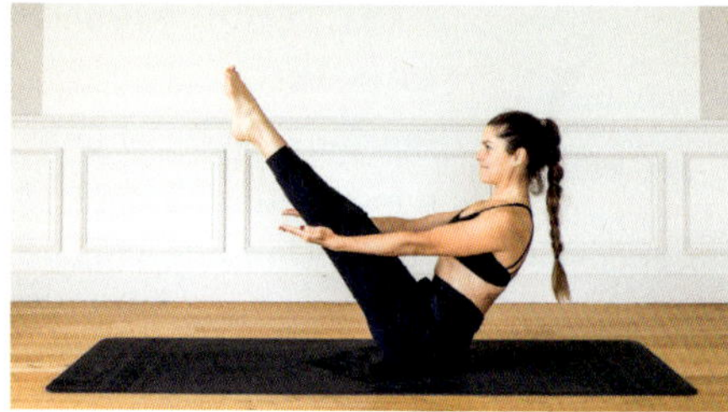

❸ BOOT (S. 80)

Warum? Diese Haltung stärkt die Tiefenmuskulatur, vor allem wenn man sich bemüht, den Nabel zur Wirbelsäule zu ziehen.

Übergang Setzen Sie sich mit gebeugten Beinen auf den Boden. Gehen Sie allmählich über in die Boothaltung.

Varianten Wählen Sie unter den gegebenen Möglichkeiten so aus, dass Ihr Rücken gerade bleibt.

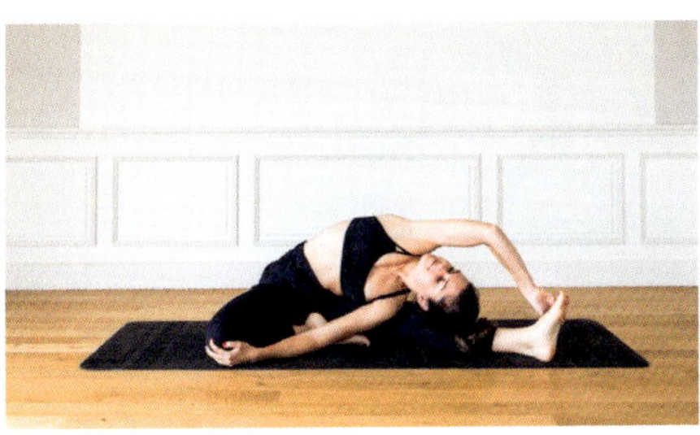

4 KOMPASS (S. 85)

Warum? Beim Erwachen ist es auch wichtig, die Seiten des Körpers zu dehnen. Wir fahren damit fort, im Körper für eine gute, tiefe Atmung Raum zu schaffen. Nachdem wir den Körper ein wenig in Schwung gebracht haben, haben wir nun eine Dehnung, die uns durch die Empfindungen, die sie hervorruft, wach macht.

Übergang Setzen Sie sich quer auf die Matte, die Füße sind jeweils an den Seiten. Finden Sie Ihre Version der Haltung. Es ist noch Morgen, wir sind noch ein wenig steif! Lassen Sie sich Zeit, nützen Sie die Atmung um den Körper sanft zu lockern.

Variante Sie können die gleiche Haltung mit zwei gestreckten Beinen ausprobieren.

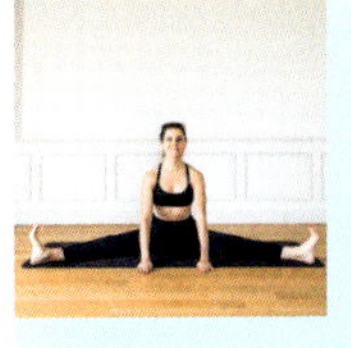

5 GEGRÄTSCHTE VORBEUGE (S. 103)

Warum? Wir verbringen den Tag entweder im Stehen oder Sitzen. In beiden Fällen benötigen die Hüften und die Rückseite der Oberschenkel eine Dehnung.

Übergang Beginnen Sie in Sitzhaltung mit gestreckten Beinen. Spreizen Sie beide Beine weit auseinander und beugen Sie sich nach vorn.

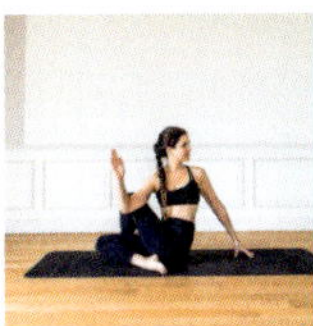

6 SITZ DES WEISEN (S. 38)

Warum? Die Dehnung der Hüfte, dieses großen Körpergelenks, hat auf den ganzen Körper eine Auswirkung. Der Sitz des Weisen ist daher eine sehr gute Übung.

Übergang Winkeln Sie im Sitzen die Beine an und begeben Sie sich in die Version der Haltung, die Ihnen am ehesten zusagt.

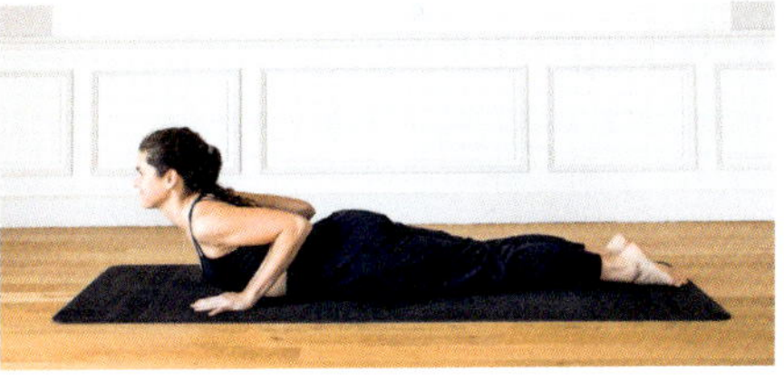

7 KOBRA (S. 42)

Warum? Diese Übung trainiert automatisch den oberen Rücken, aber dadurch, dass man den Fußrücken in den Boden drückt, ergeben sich aus dieser Haltung noch mehr Vorteile.

Übergang Legen Sie sich auf den Bauch, positionieren Sie die Hände seitlich neben der Brust und suchen Sie die Kobrahaltung.

Varianten Üben Sie, die Hände vom Boden zu heben, um den oberen Rücken zu stärken. Gehen Sie über in den Heraufschauenden Hund (siehe S. 10), um die Übung zu intensivieren.

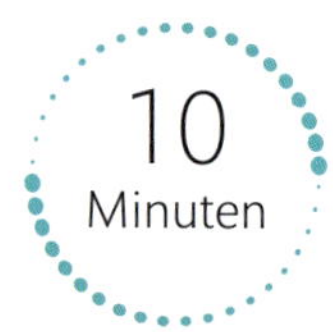

GUTE LAUNE

Es gibt Tage mit und Tage ohne. Nehmen wir uns Zeit, an Tagen, an denen wir ein wenig brummig sind, das Lächeln wieder zu finden. Manchmal ist nur wenig nötig, damit wir wenigstens für ein paar Augenblicke nicht an unsere Sorgen denken. Wenn Sie diese Chance ergreifen wollen, dann ist dies Ihre Sitzung.

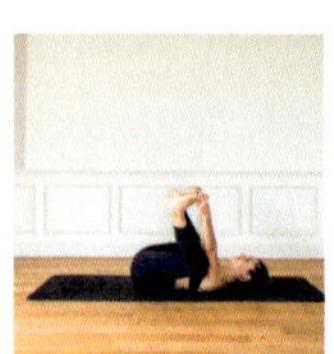

1 GLÜCKLICHES BABY (S. 92)

Warum? Manchmal fühlt man sich in dieser Pose tollpatschig – die erste Gelegenheit zum Lächeln. Die Haltung massiert den Rücken, dehnt die Schenkel und erlaubt einen Rückzug in sich selbst. Das stärkt und beruhigt.

Übergang Strecken Sie sich auf dem Rücken aus und finden Sie Ihre Version des Glücklichen Babys.

Varianten Schaukeln Sie von rechts nach links, um den Rücken zu massieren. Sie können die Beine auch strecken, wobei Sie die Füße nach wie vor mit der Hand halten.

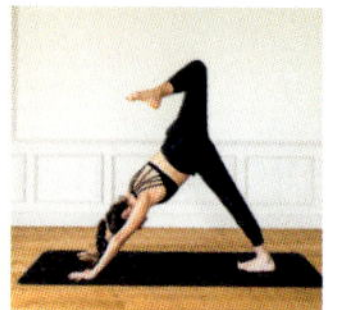

2 DREIBEINIGER HUND (S. 84)

Warum? Ob man lachen muss, weil man einen Hund nachmacht, der sein Bein zum Pipimachen hebt, oder weil es den Muskeln guttut – dies ist eine zweite Möglichkeit, das Lächeln zu finden.

Übergang Winkeln Sie aus dem Dreibeinigen Hund heraus das Bein an. Führen Sie die Ferse zum Gesäß und das Knie zur Decke.

Variante Beschreiben Sie mit dem Knie große Kreise.

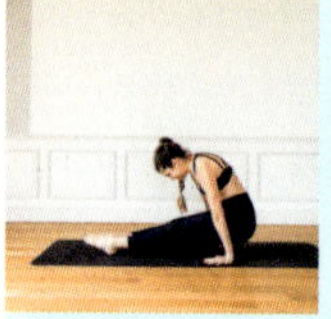

3 ZÖLIBATSHALTUNG (S. 106)

Warum? Das Gesäß erscheint Ihnen zu schwer zum Anheben? Lächeln Sie … tatsächlich ist der Körper so gebaut, dass der untere Teil schwerer ist als der Oberkörper. Es gelingt Ihnen, das Gesäß anzuheben? Bravo! Das ist eine gute Leistung, mit der Sie zufrieden sein können.

Übergang Setzen Sie sich mit ausgestreckten Beinen auf den Boden. Legen Sie die Hände seitlich neben die Hüften und üben Sie Druck aus, um in Ihre Version der Haltung zu gelangen.

Variante Yogablöcke unter den Händen können Ihnen anfangs helfen und mehr Kraft in den Armen freisetzen.

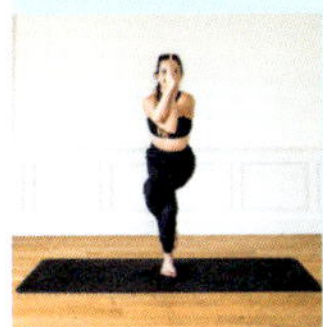

4 ADLER (S. 91)

Warum? Fügen wir nun eine Konzentrationsübung hinzu. Stellen Sie sich eine schöne Landschaft vor, über die Sie gerade hinwegfliegen. Ob elegant oder wackelig, die Landschaft bleibt dieselbe!

Übergang Stehen Sie auf und begeben Sie sich in die Berghaltung (siehe S. 28). Nehmen Sie sich Zeit, um aus der Berghaltung in Ihre Version der Adlerhaltung zu gelangen. Kehren Sie in die Berghaltung zurück und wiederholen Sie die Adlerhaltung auf der anderen Seite.

Varianten Sie können die Ellbogen nach oben ziehen und die Brust öffnen, oder auch eine in sich gekehrte Haltung vorziehen. Beugen Sie sich in letzterem Fall nach vorn.

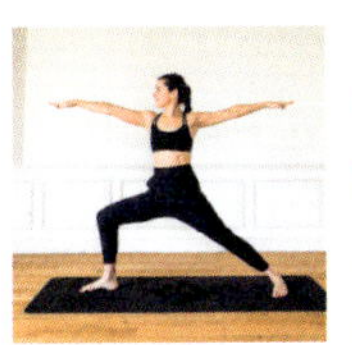

5 KRIEGER 2 (S. 20)

Warum? Mit der Konzentration, die wir aus der Adlerhaltung gewonnen haben, können wir nun unsere Präsenz manifestieren. Es spielt dabei keine Rolle, was uns heute verärgert oder stört, wir stellen uns der Herausforderung wie ein Krieger, stolz und stark.

Übergang Machen Sie aus der Berghaltung heraus einen großen Schritt nach hinten und suchen Sie die geeignete Ausrichtung.

6 FRIEDVOLLER KRIEGER (S. 20)

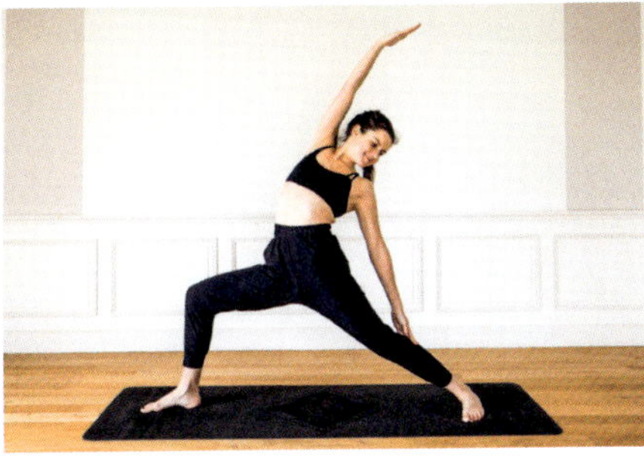

Warum? Wir stellen uns den täglichen Herausforderungen mit Selbstbehauptung und Kraft, aber immer in friedlicher Absicht. Das vereinfacht die Dinge auf lange Sicht. Ein friedlicher Geist trifft bessere Entscheidungen.

Übergang Finden Sie aus der Haltung Krieger 2 heraus die Ausrichtung für den Friedvollen Krieger.

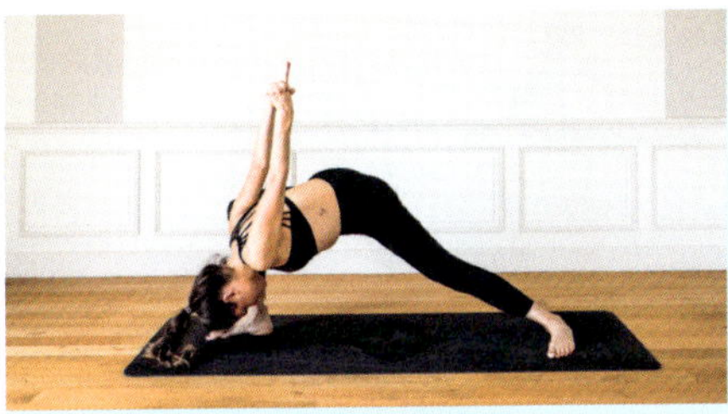

7 DEMÜTIGER KRIEGER (S. 18)

Warum? Unsere Siege sind ebenso wie unsere Niederlagen eine Gelegenheit, Demut zu zeigen. Unser Krieger ist stark, er ist friedvoll, und er ist demütig und bescheiden.

Übergang Verschränken Sie in der Haltung Krieger 2 die Hände hinter dem Rücken, um in die Haltung zu gelangen.

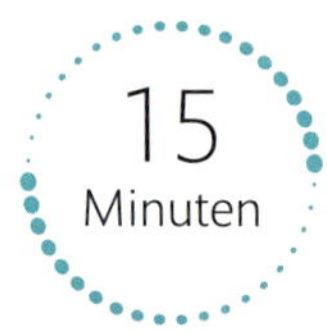

ENERGIE

Sie haben noch ein wenig Kraft, brauchen aber mehr? Sie können in dieser Sitzung Haltungen finden, mit denen Sie die Energie, die Sie nicht mehr brauchen, freilassen und die Energie, die Sie haben möchten, entwickeln können.

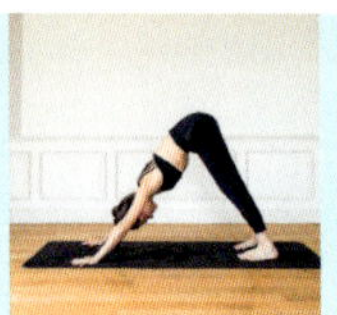

1 HERABSCHAUENDER HUND (S. 8)

Warum? Das Herz befindet sich über dem Kopf – in der Tradition des Yoga wird das als Inversion betrachtet. Inversionen dienen dazu, Energie zu gewinnen und zu kanalisieren.
Übergang Heben Sie aus der Haltung Katze oder Kuh (siehe S. 96) die Knie vom Boden, drücken Sie das Gesäß nach oben und hinten. Nehmen Sie die Haltung Herabschauender Hund ein.
Varianten Sowohl mit gebeugten als auch mit gestreckten Beinen ist die Haltung ein wirksames Training.

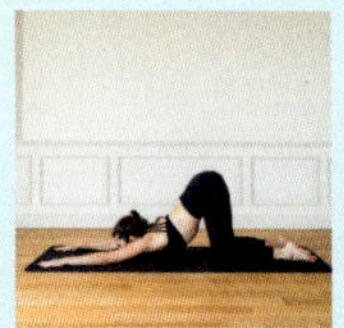

2 WELPENHALTUNG (S. 83)

Warum? Wir öffnen den Brustkorb. Das ist die Gelegenheit, tief zu atmen.
Übergang Beginnen Sie in der Kuhhaltung. Runden Sie den Rücken, gehen Sie mit den Händen allmählich nach vorn, wobei die Rundung des Rückens immer weniger wird. Fahren Sie fort, bis ein Hohlkreuz entsteht und Sie sich in der Welpenhaltung befinden.
Variante Legen Sie, wenn Sie möchten, zur Intensivierung Yogablöcke unter die Hände.

3 DELFIN (S. 60)

Warum? Wir haben begonnen, Energie zu sammeln, jetzt verwenden wir sie.
Übergang Kehren Sie in den Herabschauenden Hund zurück und legen Sie dann die Ellbogen auf den Boden. Passen Sie, wenn nötig, die Position der Füße an.
Variante Sie können die Schultern nach vorn und wieder zurück bewegen. Bei der Vorwärtsbewegung wird mehr Gewicht auf die Schultern verlagert.

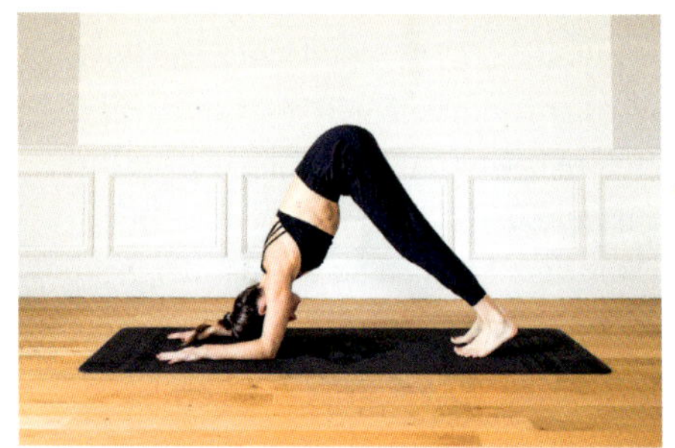

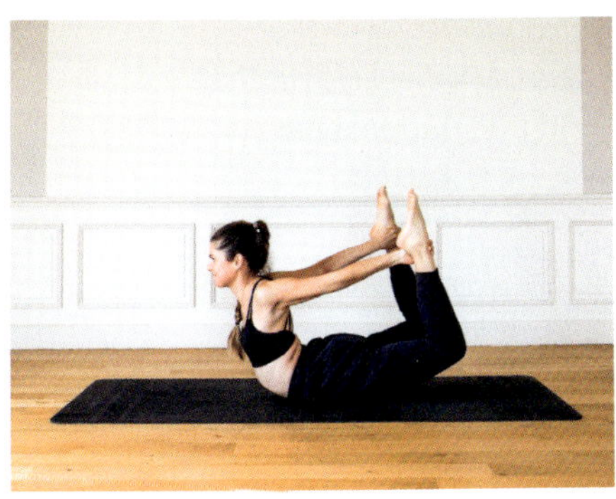

4 BOGEN (S. 94)

Warum? Wiederum erlaubt uns die Herzöffnung, die Öffnung des Brustkorbs, Raum zu schaffen und zu atmen. Symbolisch öffnen wir uns auch für das Positive. Und das ist genau das, was wir hier erzeugen wollen: positive Energie.

Übergang Legen Sie sich auf den Bauch und finden Sie Ihre Version der Bogenhaltung.

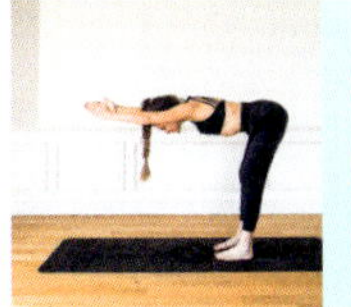

5 HALBER STUHL (S. 87)

Warum? Wir bereiten die Beine und den Rücken für die folgende Übung vor. Nutzen Sie diese Haltung zum Lockern und Aufwärmen.

Übergang Stehen Sie auf, nehmen Sie die Berghaltung (siehe S. 28) ein und gehen Sie in die Version des Halben Stuhls, die Ihnen am meisten zusagt.

6 HOHER AUSFALLSCHRITT (S. 90)

Warum? Auf die Beine gestützt werden Sie die Wärme in den Muskeln spüren.

Übergang Machen Sie in der Berghaltung (siehe S. 28) einen großen Schritt nach hinten und positionieren Sie sich in Ihrer Version des Ausfallschritts.

Variante Wenn die Haltung zu intensiv ist, wählen Sie die Variante Tiefer Ausfallschritt.

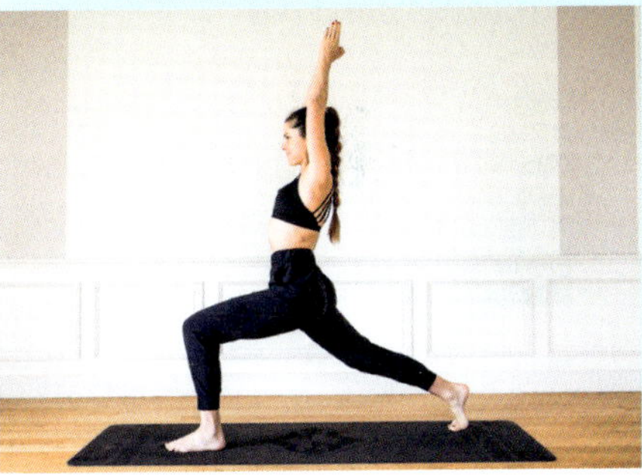

7 GEDREHTER AUSFALLSCHRITT (AKTIVE VERSION, S. 40

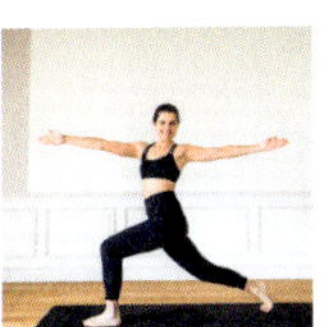

Warum? Diese letzte Übung ist sehr gut für das Gleichgewicht, weil eine zusätzliche Herausforderung darin besteht, den Blick zur Seite zu richten. Energie und Konzentration sind vereint.

Übergang Machen Sie aus der Berghaltung heraus einen großen Schritt nach hinten und finden Sie sich in Ihre Version des Gedrehten Ausfallschritts hinein.

Variante Sie können sich auch für die passive Version entscheiden. Auch sie ist eine Herausforderung für das Gleichgewicht.

Tiphaine Cailly ist seit mehreren Jahren Yogalehrerin. Mit viel Leidenschaft teilt sie heute ihr Wissen auf ihrer Website »yogilab.fr« und über Videokurse.

ISBN 978-3-8094-4517-3

3. Auflage 2024

Die Originalausgabe erschien auf Französisch unter dem Titel *Yoga super simple – 70 exercices en pas à pas*

Fotos: © Guillaume Ferron

Projektleitung dieser Ausgabe: Martha Sprenger
Umschlaggestaltung: Timo Wenda
Übersetzung: Margit Findl
Redaktion und Producing: Dr. Alex Klubertanz, Haßfurt
Herstellung: Timo Wenda

Penguin Random House Verlagsgruppe FSC® N001967

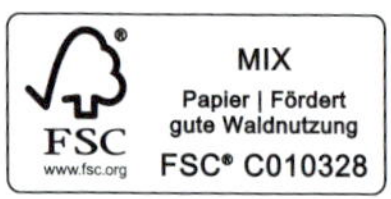

Druck und Bindung: Alföldi Nyomda Zrt, Debrecen

Printed in Hungary